Histoire indépendantaire

Médecine à travers les siècles

Collection dirigée par le Docteur Xavier Riaud

L'objectif de cette collection est de constituer « une histoire grand public » de la médecine ainsi que de ses acteurs plus ou moins connus, de l'Antiquité à nos jours.
Si elle se veut un hommage à ceux qui ont contribué au progrès de l'humanité, elle ne néglige pas pour autant les zones d'ombre ou les dérives de la science médicale.
C'est en ce sens que – conformément à ce que devrait être l'enseignement de l'histoire –, elle ambitionne une « vision globale » et non partielle ou partiale comme cela est trop souvent le cas.

Dernières parutions

Jean-Pierre MARTIN, *Instrumentation chirurgicale et coutellerie en France. Des origines au XIXe siècle*, 2013.
Henri LAMENDIN, *Lazzaro Spallanzani (1729-1799), le père de la biologie médicale expérimentale*, 2013.
Gilles GROS, *Le clou de girofle en médecine bucco-dentaire*, 2013.
Gilbert GUIRAUD, *André Breton médecin malgré lui*, 2012.
Xavier RIAUD, *Napoléon 1er et ses médecins*, 2012.
Henri LAMENDIN, *Thomas W. Evans (1823-1897), le dentiste de Napoléon III*, 2012.
Xavier RIAUD, *Les Dentistes américains dans la guerre de Sécession (1861-1865)*, 2012.
Michel A. GERMAIN, *L'épopée des gants chirurgicaux*, 2012.
Henri LAMENDIN, *Carl von Linné, médecin précurseur de la pharmacie moderne (1707-1778)*, 2012.
Xavier RIAUD, *Chroniques odontologiques des rois de France et de la dynastie napoléonienne*, 2011.
Frédéric DUBRANA, *Les boiteux. Mythes, génétique et chirurgie*, 2011.
Florie DURANTEAU, *Les dents de l'Homme. De la préhistoire à l'ère moderne*, 2011.
Patrick POGNANT, *La répression sexuelle par les psychiatres. 1850-1930. Corps coupables*, 2011.
Patrick POGNANT, Psychopathia sexualis *de Krafft-Ebing. 1886-1924. Une œuvre majeure dans l'histoire de la sexualité*, 2011.
André FABRE, *Haschisch, chanvre et cannabis : l'éternel retour*, 2011.
Xavier RIAUD, *Dentistes héroïques de la Seconde Guerre mondiale*, 2011.

Xavier Riaud

Histoire indépendentaire

Préface de Mme Guylaine Masini

L'Harmattan

Du même auteur

La pratique dentaire dans les camps du IIIe Reich, coll. « Allemagne d'hier et d'aujourd'hui », L'Harmattan, Paris, 2002.
Les dentistes allemands sous le IIIe Reich, coll. « Allemagne d'hier et d'aujourd'hui », L'Harmattan, Paris, 2005.
L'influence des dentistes américains pendant la guerre de Sécession (1861-1865), coll. « Médecine à travers les siècles », L'Harmattan, Paris, 2006.
Les dentistes, détectives de l'Histoire, coll. « Médecine à travers les Siècles », L'Harmattan, Paris, 2007.
Première Guerre mondiale et stomatologie : des praticiens d'exception..., coll. « Médecine à travers les siècles », L'Harmattan, Paris, 2008.
Plaidoyer pour un enseignement historique de l'art dentaire, coll. « Ethique & pratique médicale », L'Harmattan, Paris, 2008.
Etude de la pratique odontologique et de ses déviances dans les camps de l'Allemagne nazie, A.N.R.T., Lille, 2008.
Quand la dent mène l'enquête..., coll. « Médecine à travers les siècles », L'Harmattan, Paris, 2008.
Pionniers de la chirurgie maxillo-faciale, coll. « Médecine à travers les siècles », L'Harmattan, Paris, 2010.
Histoires de la médecine bucco-dentaire, coll. « Médecine à travers les siècles », L'Harmattan, Paris, 2010.
Etude de la pratique dentaire dans les camps de l'Allemagne nazie, entre dérives et thérapeutiques médicales, Les Editions universitaires européennes, Sarrebruck, 2010.
Odontologie médico-légale : entre histoire et archéologie, coécrit avec le Dr Francis Janot, coll. « Médecine à travers les siècles », L'Harmattan, Paris, 2010.
Dentistes héroïques de la Seconde Guerre mondiale, coll. « Médecine à travers les siècles », L'Harmattan, Paris, 2011.
Chroniques odontologiques des rois de France et de la dynastie napoléonienne, coll. « Médecine à travers les siècles », L'Harmattan, Paris, 2011.
Les dentistes américains dans la guerre de Sécession (1861-1865), coll. « Médecine à travers les siècles », L'Harmattan, 2e édition, Paris, 2012.
Napoléon Ier et ses médecins, coll. « Médecine à travers les siècles », L'Harmattan, 2e édition, Paris, 2012, Prix de l'AAMSSA 2012.

5-7, rue de l'Ecole-Polytechnique, 75005 Paris

http://www.librairieharmattan.com
diffusion.harmattan@wanadoo.fr

ISBN : 978-2-343-00724-3
EAN : 9782343007243

« Etudiez le passé si vous voulez appréhender l'avenir. »
Confucius (551-479 av. J.-C.), philosophe chinois.

Préface

Redécouvrez votre histoire !
En janvier 2011, le Dr Xavier Riaud, lauréat et membre associé national de l'Académie nationale de chirurgie dentaire, membre libre de l'Académie nationale de chirurgie, mais aussi directeur de la collection « Médecine à travers les siècles » aux Editions L'Harmattan, a fait l'honneur à la rédaction du magazine *Indépendentaire* de prendre la responsabilité de sa rubrique « Histoire ». Une tâche dont il s'est acquitté, et s'acquitte encore aujourd'hui, avec une grande rigueur et un grand professionnalisme, mais surtout avec un bel enthousiasme ayant à cœur de partager ses connaissances, recherches et investigations historiques avec ses confrères.

Au fil des mois, il a su nous passionner avec sa vision de l'histoire à l'aune de la dentisterie ou de la santé bucco-dentaire des grands de ce monde. Qu'il s'agisse des tribulations dentaires de Louis XIV, des dentiers de Churchill, des premiers dentistes noirs américains, de ces chirurgiens-dentistes héros de guerre, mais aussi de la molaire de la reine Hatshepsout, l'histoire fourmille d'anecdotes ou de grands moments qu'il est intéressant – autant qu'inédit – d'appréhender par leur « côté dentaire ». C'est ce domaine que le Dr Riaud explore depuis des années au travers de ses différentes publications et qu'il partage chaque mois avec les lecteurs de l'*Indépendentaire*.

Mais, les revues ont comme caractéristique d'appartenir à l'instant, une parution chassant l'autre. Il n'en va pas différemment pour l'*Indépendentaire*. Cette publication mensuelle d'EDP dentaire (groupe EDP sciences) n'a pas vocation à être conservée, à la différence des livres qui nous accompagnent plus longuement, plus intimement et que nous pouvons prêter, lire, et relire. C'est ce que les Editions L'Harmattan ont voulu offrir à cette somme de travail que représentent les textes de la rubrique mensuelle du Dr Riaud.

Rassemblés en un recueil à la fois intriguant, pertinent et toujours richement documenté, les articles de cette rubrique « Histoire » trouvent là, une nouvelle façon de toucher une audience plus large que les abonnés du magazine.
Tous les amoureux d'histoire et de dentisterie, d'histoires odontologiques enfin, trouveront matière à assouvir leur soif de connaissances. Ils découvriront, ou redécouvriront, que de grands hommes ont jalonné la profession à travers les siècles. Cet ouvrage est aussi indéniablement une façon pour le Dr Xavier Riaud de leur rendre hommage.
Excellent voyage dans votre histoire !

Mme Guylaine Masini
Directrice des Editions dentaires du groupe EDP Santé

Avant-propos

Cet ouvrage est important pour moi. Il est le quarantième de la collection « Médecine à travers les siècles » aux Editions L'Harmattan que j'ai fondée en 2006. Certains historiens de la médecine en garantissaient une durée de vie courte. Quarante livres plus tard, la collection est toujours là, mais depuis, elle s'est ouverte à des auteurs en provenance de toutes disciplines, ce qui, pour le dentiste que je suis, est une marque certaine d'un intérêt grandissant pour le travail que j'ai accompli toutes ces années. Je n'avais pu faire d'un de mes opus le trentième de la collection. Cette fois, j'ai mis un point d'honneur à ce que celui-ci ouvre cette nouvelle dizaine, tout comme j'ai tenu à publier le premier de la collection et à recevoir le premier prix littéraire la distinguant. Dans ce dernier cas, la chance a servi heureusement ce projet, car un deuxième prix, reçu par un de ses auteurs, le Dr André Fabre, est venu la saluer peu de temps après le mien.
Cet ouvrage est aussi le vingtième pour moi, si je m'attarde sur les livres collectifs auxquels j'ai pu participer.
Si ce manuscrit est sans prétention, il constitue indéniablement un tournant dans ma carrière d'écrivain, ce qui le rend, pour tous ces motifs, prépondérant et attachant. C'est, pour cette raison aussi, que j'ai tenu à faire apparaître ma « trombine » dans ces quelques pages, ce que je me suis toujours refusé à faire jusqu'alors, afin que mes lecteurs puissent voir qui se cache derrière tout ce travail. Certains ne manqueront pas de me décrier avec virulence : « *Il est mégalo !* ». D'autres, en haussant les épaules, de dire : « *Il est narcissique !* » Rien de tout cela. En fait, d'une manière générale, j'aime assez voir le visage de ceux à qui je m'adresse. Par conséquent, je peux comprendre aisément qu'un lecteur désire connaître le visage de celui qu'il lit.

Aujourd'hui, ce travail compile une série d'articles que j'ai écrits pour la revue *Indépendentaire* depuis 2010.
Alors que j'étais présent au congrès de l'Association dentaire française à la fin 2009, je suis allé spontanément proposer mes services historiens à la rédactrice en chef de cette revue. Je savais que cette dernière avait une tournure d'esprit beaucoup plus ouverte et beaucoup plus humaniste que les autres. Enthousiaste, la rédactrice en chef en question m'a donné son agrément aussitôt. De là, a démarré une collaboration bénévole passionnante qui dure depuis bientôt trois années. C'est notamment la raison pour laquelle il m'a semblé logique de demander, après qu'elle ait consenti à la publication d'un tel ouvrage, à Mme Guylaine Masini, rédactrice en chef de la dite revue, d'en écrire sa préface.
La particularité de chacun de ces articles est de ne pas dépasser les 3 000 caractères. C'est un exercice passionnant que de devoir condenser des textes pour les ramener à cette dimension. C'est un jeu de devoir synthétiser, couper et trouver des synonymes à des mots, voire des phrases entières, mais aussi une vraie émulation.
Aussi, les chapitres qui constituent ce livre ont été au préalable publiés dans cette revue. C'est donc par ordre chronologique de parution, et non par thématique, que je les ai agencés, la référence bibliographique du dit article figurant à chaque fois dans une note de bas de page. Chaque article est une composition rédactionnelle personnelle basée sur des faits, d'où l'absence de bibliographie à l'exception toutefois des illustrations choisies.
Cet opus, c'est aussi un hommage rendu à l'*Indépendentaire* qui vient de célébrer ses dix années d'existence en septembre 2012, d'où la couverture, avec l'accord de Mme Masini. Du moins, est-ce ainsi que j'ai pensé et écrit ces quelques lignes…

Napoléon (1769-1821) et sa bouche

Napoléon serait né avec des dents[1]. Dans sa jeunesse, sa bouche semble *« belle avec des lèvres égales et serrées, tout particulièrement dans la mauvaise humeur. Elle sait par contre s'ouvrir dans un large sourire lorsqu'il veut séduire. Ses dents sans être rangées régulièrement sont très blanches et en très bon état. »*
L'hygiène corporelle de Napoléon est très méthodique et méticuleuse. Le brossage des dents est une étape particulièrement prisée. Las Cases, son biographe officiel, décrit les détails minutieux de la toilette de Napoléon. Après la barbe et le nettoyage du visage, en dernière partie, *« ... Vient ensuite l'histoire des dents... »* Masson, grand historiographe de Napoléon, précise : *« ...Il curait soigneusement ses dents avec un cure-dents en buis, puis les brossait longuement avec une brosse trempée dans de l'opiat, revenait avec du corail fin, et se rinçait la bouche avec un mélange d'eau-de-vie et d'eau fraîche. Il se raclait enfin la langue avec un racloir d'argent, de vermeil ou d'écaille. »* L'Empereur dispose à cet effet de plusieurs nécessaires à dents. Il achète le premier en 1798. A Ulm et à Austerlitz, Napoléon dispose d'une cassette de campagne pour l'entretien de ses dents. C'est le plus important jamais utilisé par lui. Il est composé de 103 pièces. En 1810, l'Empereur en possède un essentiellement composé de rugines à détartrer, réparé d'ailleurs par Grangeret, le célèbre coutelier, cette année-là. Un autre est dérobé en 1815, à Waterloo, par un soldat dans les bagages du train du Corse. D'ailleurs, « l'Etat B » du testament de l'Empereur écrit le 24 avril 1821, à Longwood, qui fait l' « Inventaire des effets laissés chez M. le

---

[1] Cf. Riaud Xavier, « Napoléon (1769-1821) et sa bouche », in *Indépendentaire*, janvier 2011, n° 84, pp. 102-103.

comte de Turenne », stipule : *« Je donne à mon fils le nécessaire d'or, pour les dents, resté chez le dentiste. »*
Son dentiste personnel de 1806 à 1813, Jean-Joseph Dubois-Foucou, n'a rien à faire dans sa bouche, excepté des nettoyages et lui prodiguer des consignes d'hygiène.
En 1815, à son arrivée à Sainte-Hélène, les officiers anglais le décrivent avec un sourire sale et noir. Faut-il y voir la coloration de la réglisse dont l'Empereur raffole ? Du 26 octobre 1816 au 9 novembre 1816, Las Cases relate l'apparition, puis la rémission du premier abcès dentaire de Napoléon. Le 26 octobre, *« Je l'ai trouvé, la tête empaquetée d'un mouchoir,... « Quel est le mal le plus vif, la douleur la plus aiguë ? » demandait-il. Je répondais que c'était toujours celle du moment. « Eh bien ! C'est donc le mal de dents », m'a-t-il dit. En effet, il avait une violente fluxion ; sa joue droite était enflée et fort rouge... Je me suis mis à lui chauffer alternativement une flanelle et une serviette qu'il appliquait tour à tour sur la partie souffrante, et il disait en ressentir beaucoup de bien. »* Le 9 novembre, *« ...L'Empereur, à dîner, était fort bien, très content et même gai ; il se félicitait d'avoir passé sa dernière crise sans s'être soumis à la médecine, sans avoir payé tribut au docteur... »*
En 1817, son médecin irlandais, Barry O'Meara, qui fait aussi, sur l'île, office de dentiste, signale des atteintes scorbutiques de ses gencives. En juillet, nouvel abcès. Le médecin veut lui enlever une dent. Napoléon, craintif, refuse. Le 16 novembre, l'extraction, sa première, est faite. Dans un rapport du 9 juillet 1818, O'Meara mentionne la gravité des lésions scorbutiques présentes dans la bouche du captif. Il précise aussi que trois dents sont touchées et qu'il a dû les enlever à intervalles convenables. Après janvier 1818, le maréchal Bertrand décrit d'autres problèmes dentaires.
Dans la nuit du 4 au 5 mai 1821, Napoléon décède.

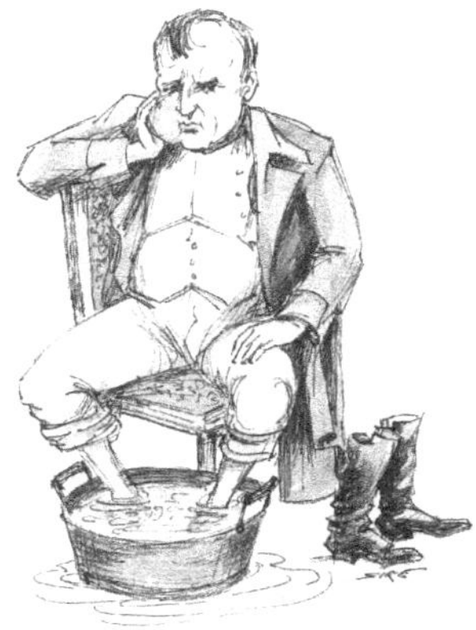

Napoléon Ier avec un abcès dentaire à Sainte-Hélène en 1816[2].

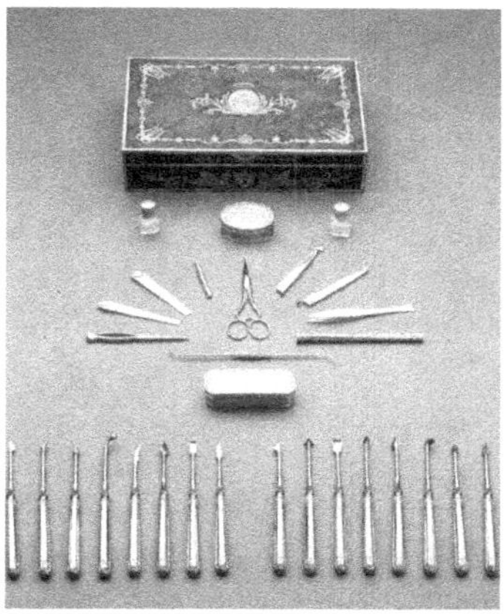

Nécessaire à dents de Napoléon[3].

[2] Cf. Sire Robert, communication personnelle, Orléans, 2009, © Robert Sire.
[3] Cf. Fondation Napoléon, catalogue *"Trésors de la Fondation Napoléon"*, Paris, 2007, © Fondation Napoléon.

Louis XIV (1638-1715) et ses tribulations dentaires

A sa naissance, Louis naît avec 2 incisives. En janvier 1639, il a déjà épuisé 9 nourrices, car, lorsqu'il tête le sein, il leur déchire le téton. A l'âge de 8 ans, il dispose d'un premier dentiste du nom de Pierre Beuvault. Au réveil, pour seule hygiène dentaire, le futur roi se rince la bouche. Jusqu'à 38 ans, Louis ne connaît pas la douleur dentaire[4].

Dans sa jeunesse, le menton de Louis est fort et les mâchoires sont prononcées et bien dessinées. Les lèvres sont grosses avec une inférieure proéminente.

Le 16 avril 1676, Louis XIV part pour la campagne des Flandres. Au cours de celle-ci, il ressent ses premières douleurs dentaires. Le 8 juillet, il est à Saint-Germain en France. Dubois, son opérateur pour les dents, le soulage avec une décoction d'essence de girofle. En septembre 1678, à Fontainebleau, il fait son premier abcès dentaire qui est drainé avec une lancette. En avril 1680, la consommation de sucreries lui fait très mal aux dents. Au mois de janvier 1685, suite à des extractions dentaires au maxillaire gauche, il développe une communication bucco-sinusienne. Mauvaise haleine, écoulement purulent, consommation de boissons qui s'écoulent par le nez, tout y passe. Le 10 janvier, un bouton de feu est appliqué 14 fois par Dubois pour cautériser la plaie. Le roi ne dit rien, ne crie pas en expiation de ses péchés. Des bains de bouche lui sont recommandés 3 à 4 fois par jour. Le 1er février, nouvelle application à 3 reprises du bouton de feu. Louis ne prononce pas un mot. La béance se ferme, mais est accompagnée longtemps d'épisodes de mouchages importants en 1688, 1695, 1696, 1702, 1703, 1704, 1706 et 1707. En fait, le roi n'en a jamais

---

[4] Cf. Riaud Xavier, « Louis XIV et ses tribulations dentaires », in *Indépendentaire*, février 2011, n° 85, pp. 96-97.

vraiment guéri. Le 4 janvier 1688, le roi Soleil est à Fontainebleau. Un nouvel abcès se déclare qui se résorbe en 2 ou 3 jours. En 1689, le 26 et 27 juin, le roi a mal aux dents consécutivement à un rhume. Les douleurs dentaires disparaissent avec lui. Le 12 mai 1696, le roi est au lit à cause d'un abcès dentaire. Le 16 mai, de retour à Versailles, l'abcès a dégonflé. Il n'y a plus de symptôme.
A soixante ans, *« Louis XIV a perdu ses dents et deux profondes rides creusent ses joues autour d'une bouche amincie, presque contractée... »* Il a *« la bouche un peu rentrée, avec une lèvre inférieure proéminente... »*
Le 9 mars 1707, alors à Marly, un chicot tourmente son altesse qui le triture avec agacement. Nouvel abcès. Le 16 mars, la dent est enlevée. En 1715, sa dernière dent est extraite. Le roi est édenté total. Son haleine est pestilentielle. Il ne fera jamais remplacer ses dents. D'ailleurs, sur ses portraits, à l'âge de raison, il présente une lèvre supérieure fine et une lèvre inférieure épaisse, symboles picturaux caractérisant l'absence de dents.
Son premier dentiste, François Le Bert, l'a été de 1669 à 1675. Puis, vient Charles Dubois-Gontin qui officie de 1676 à 1708. *« Il a soin de nettoïer* (nettoyer) *et couper les dents, et fournir de racines et d'opiat quand le Roy lave sa bouche. »* Les dents du roi sont si dures à extraire que Dubois a inventé un « élévatoire » approprié au contexte royal, qui a reçu des éloges du chirurgien Dionis lui-même. Son dernier dentiste, Charles-Arnaud Forgeron, commence sa charge auprès du monarque à partir de 1708. Louis XIV décède en 1715.
Ses cure-dents sont testés, puis goûtés avant usage pour éviter tout empoisonnement très fréquent à la cour.
A la fin de sa vie, grand consommateur de gibier, mais hélas édenté, ses cuisiniers inventent le « Lièvre à la Royale », sa viande fondant dans la bouche, un des fleurons de la gastronomie française.

Winston Churchill (1874-1965) et ses dentiers

Winston Churchill, premier ministre du Royaume-Uni de 1940 à 1945, fait Compagnon de la Libération par le général de Gaulle en 1958, était connu pour ses bons mots[5]. Alors que la guerre bat son plein, un jour, Charles de Gaulle convie Churchill à petit-déjeuner : *« Disons 7 heures, monsieur le Premier ministre. »* N'aimant pas se lever aux aurores, Churchill se serait exclamé : *« Pourquoi pas 6 heures, mon général ? Nous pourrions prendre notre douche ensemble ! »* Ou encore, toujours à Londres, lors d'une rencontre avec le militaire français qui se serait exclamé en le voyant apprêté comme un dandy : *« Mais, c'est le carnaval de Londres ! »*, il aurait rétorqué : *« Mon cher, tout le monde ne peut pas s'habiller en soldat inconnu ! »* Mais, il a aussi été un fervent défenseur du sol anglais contre le régime nazi. Il a représenté une certaine idée de la liberté et de la démocratie en Europe, tout au long du conflit.

Pourtant, il est aussi connu pour avoir de véritables difficultés d'élocution. Causé par un problème dentaire qu'il a depuis l'enfance, il est fréquent qu'il zézaie, ce qui lui rend difficile l'exercice du discours. Malgré tout, les Britanniques ont eu le loisir d'écouter tous les jours qu'a duré la Seconde Guerre mondiale, sa voix martiale à la radio, dans des monologues invectivant ses concitoyens à poursuivre la lutte contre l'oppresseur allemand.

Après avoir essayé de s'en départir sans succès de nombreuses années, Churchill a demandé à son dentiste que ses prothèses dentaires soient un peu plus lâches que de coutume pour préserver ce défaut dans l'art de la diatribe. Il souhaitait en effet

---

[5] Cf. Riaud Xavier, « Winston Churchill (1874-1965) et ses dentiers », in *Indépendentaire*, mars 2011, n° 86, pp. 90-91.

que ses concitoyens l'identifient sans aucune hésitation lorsqu'il s'exprimait, rendant essentielle chacune de ses allocutions. Elles ont ainsi été confectionnées spécialement pour lui dans le respect de ses directives. Il avait donc, toujours avec lui, deux prothèses amovibles de rechange. Faites en alliage précieux, elles remplaçaient ses quatre incisives supérieures (12, 11, 21, 22) et ses deux prémolaires supérieures gauches (24, 25). Par ailleurs, elles ne présentaient pas de crochet sur la canine supérieure gauche (23) ou sur la molaire supérieure gauche (26). En outre, son prothésiste dentaire, Derek Cudlipp, aurait, sur ordre du premier ministre anglais, été exempté de combat. Lorsque ce dernier a demandé sa mutation pour rejoindre un régiment, Churchill lui aurait arraché sa lettre des mains personnellement, considérant que la présence du prothésiste était bien plus importante à Londres, pour l'effort de guerre, à réparer ses prothèses.

Dans une interview récente à la BBC, le fils du prothésiste se souvient que Churchill avait l'habitude d'éjecter de sa bouche, son appareil, lorsqu'il recevait de mauvaises nouvelles du front. Il témoigne : *« Mon père racontait des tas d'anecdotes sur la façon dont Churchill mettait son pouce derrière ses dents pour les éjecter. Il disait qu'il pouvait savoir où en était l'effort de guerre à la distance qu'elles parcouraient dans la pièce. »*

Le 19 janvier 2011, à Londres, lors d'une vente aux enchères, une prothèse amovible de Churchill, appartenant à la famille Cudlipp, a été vendue 19 000 euros.

Une autre prothèse est exposée au Hunterian Museum au Royal College of Surgeons de Londres. Offerte par la même famille, cette pièce constitue un des éléments les plus regardés du musée et, comme l'affirme son conservateur, *« Voici les dents qui ont sauvé le monde. Sans elles, « Fight them on the beaches » n'aurait pas eu la même intonation. Elles ont été vitales pour l'effort de guerre. »*

Les grandes expéditions maritimes, le scorbut et les dents

Au XVIIIème siècle, les marins ne sont appelés qu'en période de guerre et elles ont été nombreuses. Sur mer, l'ennemi est l'Angleterre[6]. La France lui dispute le commerce des colonies. La principale cause de mortalité n'est pas le combat avec l'ennemi, mais les maladies. En temps de paix, une moyenne de 30% de morts par année de voyage sous les tropiques est recensée. Les conditions de vie à bord sont propices aux maladies : humidité, saleté, vaisseaux surpeuplés, infestés de vermine, conditions malsaines, fatigue de l'équipage, mauvaise alimentation, alcoolisme... Le scorbut est la maladie la plus virulente. Ses symptômes sont les suivants : gencives inflammatoires, perte de support osseux, mobilité, abcès, puis chute dentaire, douleurs intenses, hémorragies, amaigrissement, anémie, adynamie, troubles rénaux et cardiaques, puis mort.
Des épidémies sont rencontrées dans les expéditions de Pythéas vers 340 – 325 av. J.-C. dans les mers du Nord, dans la 7ème croisade de saint Louis en 1249, au siège de Mansourah, dans les voyages de Vasco de Gama vers les Indes en 1497/1498, où il perd son frère atteint de scorbut, lors du 2ème séjour au Canada de Jacques Cartier en 1536, où les Indiens ont sauvé ses hommes, lors des explorations de Vitus Béring en 1428, dans la navigation de La Pérouse en 1788, dans les expéditions de Christophe Colomb en 1492, de Magellan par le fameux détroit de 1519 à 1522 et de Drake par le cap Horn de 1577 à 1580, de Bougainville en 1766, de Sir John Franklin en 1845, dans l'Arctique.

---

[6] Cf. Riaud Xavier, « Les grandes expéditions maritimes et le scorbut », in *Indépendentaire*, avril 2011, n° 87, pp. 92-93.

Pourtant, en 1593, Sir Richard Hawkins, un navigateur anglais, démontre que le citron est très efficace contre le scorbut, ce qui est confirmé en 1601, par son éradication pour la première fois dans un voyage intercontinental Angleterre-Indes et par l'amiral suédois Henrik Fleming en 1628. James Cook, célèbre marin anglais, parvient à le vaincre dans son périple de 1770. Il reçoit la médaille Copley en 1776, médaille scientifique délivrée par la Royal Society de Londres, pour avoir préservé la santé de son équipage.
De 1740 à 1744, l'amiral George Anson, face à la perte de 1 812 hommes sur les 2 000 ayant embarqué avec lui, note l'importance d'utiliser des agrumes dans la prévention de cette maladie, ce qui contribue à sa guérison.
Mais, c'est James Lind, médecin écossais et pionnier de l'hygiène dans la marine royale britannique, qui trouve le remède à cette pathologie. Il mène ce qui est considéré aujourd'hui comme un des premiers tests scientifiques. Embarqué à bord du *Salisbury*, le 20 mai 1747, ayant divisé un groupe de 12 marins atteints du scorbut en six groupes de deux, il administre, à chacun, différentes substances : du cidre, de l'élixir de vitriol, du vinaigre, une concoction d'herbes et d'épices (laxative), de l'eau de mer et des oranges, et des citrons. Seul, le dernier groupe ayant consommé des agrumes a vite guéri du scorbut, les stigmates de la maladie ayant disparu de la peau et des gencives en quelques jours. Il publie ses résultats en 1753. Mais, ce n'est qu'à partir de 1795, que la Royal Navy suit les recommandations du médecin écossais en faisant distribuer du jus de citron vert sur tous ses vaisseaux. C'est une des raisons de l'hégémonie de la flotte anglaise durant les guerres navales sous l'Empire, l'armée française n'appliquant que très sporadiquement ces préceptes.
Dans sa dernière lettre écrite pour sa femme Eléonore, le 7 février 1788, La Pérouse rapporte : *« Tu me prendras à mon retour pour un vieillard de cent ans ! Je n'ai ni dents ni cheveux... »* Atteint de scorbut, il a perdu toutes ses dents.

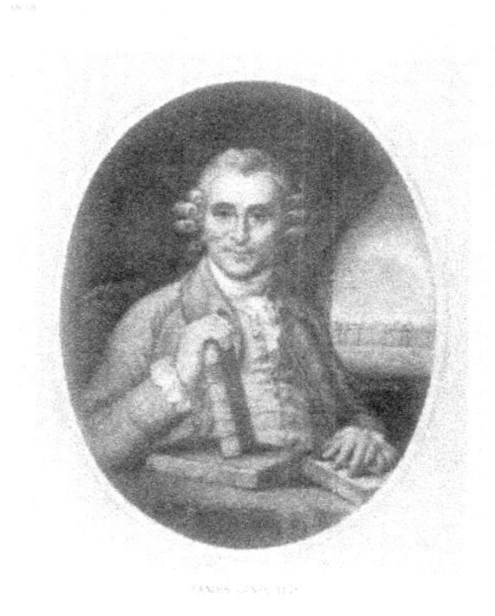

James Lind (1716-1794)[7].

[7] Cf. Bibliothèque interuniversitaire de Santé, communication personnelle, Paris, 2011, © BIUS.

Charlemagne (747-814), les dents et le Capitulaire de Villis (812)

Inspiré du philosophe et botaniste grec, auteur d'une *Histoire des plantes* qui fait de lui le plus grand botaniste de l'Antiquité, inégalé jusqu'à la Renaissance, Charlemagne n'hésite pas à utiliser les plantes préconisées par Théophraste pour soigner les maladies bucco-dentaires[8]. Ce dernier recommande l'usage de l'amandier, de l'anis, du cannelier, de la gomme arabique tirée de l'acacia, de la jusquiame, des graines de lin, du maceron, du marrube, du pavot, du poivre noir, de la réglisse, du rosier rouge, du coquelicot, de la guimauve et du millepertuis.
Le Capitulaire est écrit par Alcuin, un des scribes du roi des Francs, qui rencontre Charlemagne à Parme, en 781, et reste à ses côtés de 782 à 790. Il se sépare du monarque pour séjourner un temps en Angleterre, son pays natal, de 790 à 793. De retour dans le royaume franc, Alcuin devient abbé de Saint-Martin de Tours en 796, où il se fixe en 801. En 796, Charlemagne le missionne afin qu'il écrive un texte ayant pour vocation de réglementer la culture des plantes dans ses domaines. Précepteur et conseiller de l'Empereur, il dirige l'Ecole palatine d'Aix-la-Chapelle en 782, où il enseigne la botanique, la pharmaceutique et l'agriculture. Le moine collecte les plantes, les répertorie et vérifie leurs vertus thérapeutiques, ce qui lui demande du temps. Il décède à Tours en 804. « Son » travail, dont la paternité est encore aujourd'hui contestée, porte le nom de *Capitulare de villis vel curtis imperii*, le Capitulaire de Villis, qui est promulgué en 812 par Charlemagne et mis en oeuvre par Louis Ier, le Pieux (778-840), son fils.

---

[8] Cf. Riaud Xavier, « Charlemagne (747-814), la médecine et le Capitulaire de Villis (812) », in *Indépendentaire*, mai 2011, n° 88, pp. 100-101.

Cette ordonnance est composée de 120 capitulae (chapitres). Ce texte aborde de nombreux sujets, comme les métiers, la médecine ou la botanique. Par ces articles, Charlemagne entend réformer l'agriculture et l'administration de ses propriétés immenses qui s'étendent de l'Allemagne à l'Espagne, et qui sont reconnues, à l'Ouest notamment, en Francie, pour être mal entretenues. Ce sont des règles strictes à respecter scrupuleusement sous peine de sanctions allant de l'amende au bannissement. Ce texte est un décret royal dont l'application est contrôlée sur le terrain par les missi dominici (les envoyés du seigneur). Les plantes sont, quant à elles, décrites dans les capitules 43, 62 et 70.

Le capitule 70 comprend 88 plantes exclusivement médicinales citées par Pline l'Ancien (23-79), dans son œuvre intitulée *Naturalis Historiae Libri*, et par Dioscoride (v. 40-v. 90) dans son livre *De Materia Medica.* Parmi celles-ci, certaines ont une action bucco-dentaire avérée. C'est le cas de l'ail, de l'aneth, de la bardane, de l'estragon, du fenouil, du lis, de la livèche, de la moutarde, de l'oignon, de l'origan, du persil, de la rue et de la sauge.

Avant Charlemagne, l'enseignement médical provient des Gallo-Romains. Ce savoir est transmis de maître à élève dans les monastères ou dans les villes. La médecine conventuelle naît sous Charlemagne et, pendant trois siècles, chaque abbaye dispose de sa propre école pour religieux. Grâce à cela, les moines médecins exercent en vrais praticiens. L'Empereur crée de nombreuses écoles monacales où l'étude des plantes est la principale base de l'enseignement pharmaceutique.

S'il révolutionne l'agriculture et son administration par cette loi, Charlemagne apporte une aide indéniable à la médecine de l'époque par la production de plantes médicinales à grande échelle et leur usage. Ce texte originel serait un document primordial dont la phytothérapie bucco-dentaire se serait inspirée.

Anniversaires des 250 ans de la mort de Pierre Fauchard et des 75 ans de la Pierre Fauchard Academy

Quid de Pierre Fauchard et de son livre fameux ?
En 1677/1678, Pierre Fauchard naît en Bretagne. De 1693 à 1695, il aurait été l'élève d'Alexandre Poteleret qui est supposé avoir été un chirurgien de la Marine, mais qui n'apparaît sur aucun registre maritime connu[9]. En 1696, Fauchard opère à Angers. En 1699, il se marie pour la première fois. De 1708 à 1712, il navigue entre Paris et Nantes. Entre 1713 et 1717, il officie à Rennes, à Tours et enfin à Angers. De 1718 à 1719, il s'installe rue des Fossés-Saint-Germain à Paris. En 1728, *Le chirurgien-dentiste ou Traité des dents*, achevé en 1723, paraît en 2 tomes. Le 20 mars 1729, sa 1ère femme meurt. Le 17 août, il convole de nouveau. En 1733, son livre est traduit en allemand. Le 20 août 1734, il achète son château du Grand-Mesnil, ce qui lui fait connaître de sérieuses difficultés financières. Le 19 mars 1737, Pierre Fauchard devient père pour la 1ère fois. Le 5 avril 1738, il signe un contrat de formation avec Pierre-Nicolas Gaulard qui se suicide en 1740. Le 10 novembre 1739, sa 2ème épouse disparaît. En 1741, il s'occupe de la formation d'un seul élève, Laurent Tugdual Chemin. En 1746, son ouvrage est réédité. Le 1er janvier 1747, Fauchard s'installe rue des Cordeliers à Paris. Le 5 juin, il se remarie. Le 10 juin, son fils Jean-Baptiste est mis sous tutelle. Il le reste jusqu'en 1755. Le 23 juin 1747, il signe un contrat de formation avec Antoine Laudumiey qui a extrait une dent à Louis XV en

[9] Cf. Riaud Xavier, « Mieux connaître Fauchard », in *Indépendentaire*, juin 2011, n° 89, pp. 98-99.

1722. Le 19 janvier 1751, il se sépare de sa 3ème compagne. Le 11 avril 1760, son fils se marie.
Le 21 mars 1761, Pierre Fauchard décède et le 23, il est enterré à l'église Saint-Cosme-et-Saint-Damien. Son manuscrit connaît une 3ème édition en 1786.
Son ouvrage, aujourd'hui mondialement connu, a été retrouvé par Georges Viau dans un recoin perdu de la bibliothèque de la Faculté de médecine de Paris, en 1892. Il aurait été écrit par trois personnes : un copiste sur la majeure partie de l'œuvre, Pierre Fauchard et Devaux, spécialiste dans la correction de textes médicaux. Grâce à lui, Pierre Fauchard est considéré comme le père de la dentisterie moderne par la richesse et la clairvoyance de ses analyses, et des protocoles dentaires qu'il y propose. Son contenu, novateur pour l'époque, touchant à toutes les disciplines, a suscité tellement de vocations que l'odontologie française s'est assurée une hégémonie unique en Europe tout au long des deux siècles suivants.

Qu'est-ce que la Pierre Fauchard Academy ?
La Pierre Fauchard Academy a été fondée en 1936, par Elmer S. Best, dentiste à Minneapolis (USA). Best lui a donné ce nom en hommage au modernisme de l'œuvre de Fauchard qui a été la 1ère scientifique du genre. En créant cette institution honorifique internationale, il a voulu assurer, à la profession, un parfait contrôle de sa propre littérature et l'affranchir de tout intérêt commercial. Sa quête de savoir l'a vite convaincu de n'accueillir que des professionnels de haut rang dans le but de créer une émulation au service de l'odontologie. Pour en devenir membre, il faut avoir apporté une contribution réelle à la chirurgie dentaire : publications, recherches, enseignements, etc. Des prix y sont aussi délivrés pour services rendus à la dentisterie. Actuellement, la PFA comprend 119 sections dans le monde et 8 200 membres. En 2000, elle a contribué à la création du musée Pierre Fauchard qui s'est ouvert dans le Nevada. Il existait un musée semblable en France qui a fermé ses portes et confié ses collections à l'Assistance publique – Hôpitaux de Paris.

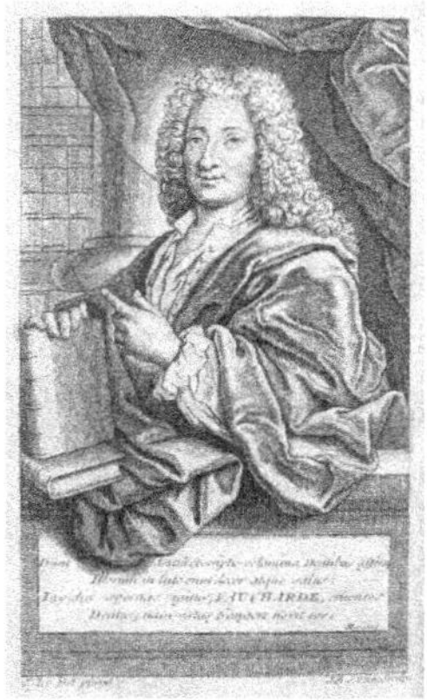

Pierre Fauchard (1677/1678-1761)[10].

[10] Cf. Bibliothèque interuniversitaire de Santé, communication personnelle, Paris, 2011, © BIUS.

De la sauvegarde des collections du musée de l'Ecole dentaire de Paris...

Le musée est fondé par arrêté préfectoral, en 1879, et ne devient celui de l'Ecole dentaire de Paris qu'à l'ouverture de ses portes en 1880. M. Blocman en est le 1er conservateur en 1884. Si l'école a fermé ses portes depuis bien longtemps, la Société de l'Ecole dentaire de Paris, plus administrative, a perduré quelque temps[11]. Pendant de nombreuses années, ses collections ont été la possession du Conseil national de l'Ordre des Dentistes. Elles comprenaient des objets, des instruments et des équipements d'une valeur considérable, constituant un patrimoine unique pour notre profession. Faute de moyens pour les entretenir et les exposer, nos instances dirigeantes n'ont pu les conserver lorsque cette société s'est dissoute. Ces collections ont donc été remises au musée de l'Assistance publique des hôpitaux de Paris. Ce dernier, organisme d'Etat, dispose d'un budget très limité qui ne lui autorise qu'une journée par semaine d'ouverture au public. Aussi, la priorité est-elle donnée à l'histoire de l'Assistance publique, nos instruments et autres matériels étant d'évidence mis de côté.

Des acteurs prépondérants de notre profession, à commencer par le Conseil national de l'Ordre, par la CNSD et par l'ADF, estimant que l'adage d'Auguste Comte, père fondateur de la sociologie en France, s'imposait : *« On ne connaît véritablement une science que lorsqu'on en connaît son histoire »*, ont décidé de créer un musée virtuel afin que tous nous puissions découvrir, ou redécouvrir, la fabuleuse histoire de la chirurgie dentaire. Cette mission dévolue à tous a

---

[11] Cf. Riaud Xavier, « Sauvons les collections du musée de l'Ecole dentaire de Paris », in *Indépendentaire*, octobre 2011, n° 91, p. 106.

évidemment pour but de familiariser les étudiants, ainsi que tous les chirurgiens-dentistes, aux origines de l'art dentaire. Il est prévu que les collections de l'Assistance publique y soient dévoilées sans aucune restriction, mais aussi, avec elles, l'ensemble des éléments exposés dans les musées d'histoire de l'art dentaire français, comme ceux de la Faculté de chirurgie dentaire de Lyon par exemple.

Une lettre en provenance de la Confédération nationale des syndicats dentaires, du 4 septembre 2011, précise : « *Pour ce faire, Guy Robert* (le principal instigateur de cette démarche) *propose de créer une «Association pour le musée de l'art dentaire » qui pourrait réunir les principaux organismes professionnels : Conseil national de l'Ordre, CNSD, Association dentaire française, Académie nationale de chirurgie dentaire et tous les chirurgiens-dentistes qui le souhaiteraient afin de promouvoir un programme de travail, et d'en définir à la fois les moyens historiques, techniques et financiers. Une fois cette étude terminée, dans la mesure des finances disponibles, ce musée virtuel pourra être mis en place. Il sera facilement accessible, très didactique, avec des animations suffisantes pour s'adresser à l'ensemble du public, mais surtout aux futurs praticiens qui ignorent l'histoire de la profession. Guy Robert demande que la CNSD envisage cette proposition avec intérêt et souhaite qu'un membre du bureau soit chargé d'étudier ce problème. »*

Il est, me semble-t-il, du devoir de chacun d'assurer la sauvegarde de notre patrimoine afin que des générations futures de praticiens éclairés scientifiquement ne demeurent pas orphelins de leur histoire, les privant ainsi d'une part d'humanisme dont nous avons tous besoin en ces temps très difficiles.

Danielle Casanova (1909-1943), dentiste héroïque de la Résistance française

Danielle Casanova est née Vincentella Périni, à Ajaccio, en 1909. Après une scolarité à l'école du Luc, dans le Var, un séjour à Marseille, au lycée de Longchamp, elle se rend à Paris, pour suivre les cours de l'Ecole dentaire, rue Garancière, en novembre 1927. A 18 ans, elle s'inscrit à l'Union fédérale des étudiants (UFE). Elle y rencontre Laurent Casanova qu'elle épouse en 1933. Son mari est fait prisonnier en 1940. Il s'évade, puis assure de hautes responsabilités dans la Résistance[12].

Devenue une des figures de l'UFE, elle y dirige la section dentaire. En 1928, elle entre aux Jeunesses communistes et se fait appeler Danielle. Elle gère le secrétariat du groupe de la Faculté de médecine. A côté, elle poursuit ses études dentaires. En 1934, elle s'occupe du secrétariat du mouvement. Elle crée l'Union des jeunes filles de France en 1936. Ses études finies, elle exerce à la clinique dentaire de la coopérative ouvrière « La Bellevilloise » et au dispensaire de Villejuif. En 1938, elle fustige le régime nazi à New York, lors d'un congrès du parti communiste.

En 1939, ce dernier est interdit. Sous l'Occupation, elle participe à sa refonte. Quand il entre en Résistance, elle est rédactrice de *La Voix des femmes*. Le 15 février 1942, elle est arrêtée chez des amis, les Politzer, rue de Grenelle, par la police française. Elle ne parle pas. Elle est examinée des pieds à la tête et emprisonnée jusqu'au 23 mars. Elle rejoint la prison de la Santé en isolement. Elle y reste 5 mois et ½. Le 9 juin, elle est interrogée par la Gestapo. Le 24 août, elle arrive au Fort de

---

[12] Cf. Riaud Xavier, « Danielle Casanova (1909-1943), dentiste héroïque de la Résistance française », in *Indépendentaire*, novembre 2011, n° 92, pp. 114-115.

Romainville où elle se dévoue pour les autres. Muni d'un livre unique, Danielle donne des cours d'histoire. Le 11 novembre, elle entonne une Marseillaise avec tous les détenus, à 12h00. Elle se sert d'un petit carnet comme journal clandestin et offre de la nourriture aux plus démunis.
Elle fait partie du convoi du 24 janvier 1943, pour Auschwitz, avec 230 femmes. Le 27 janvier, elles entrent dans le camp pour femmes de Birkenau, en chantant la Marseillaise. Une gardienne SS demande s'il y a une dentiste. Danielle quitte le groupe et gagne l'infirmerie où elle travaille à la baraque réservée aux soins dentaires, divisée en trois pièces : une salle d'attente, une chambre avec 3 lits pour le dentiste et 2 assistantes, et un beau cabinet dentaire selon Danielle. Personnalité du camp, elle garde ses cheveux. Le matricule 31 655 est tatoué sur son bras gauche. Son nom apparaît pour la 1ère fois dans les registres du camp, le 29 avril, avec mention de sa fonction de dentiste au camp de femmes de Birkenau. Dès lors, elle se démène pour procurer à ses camarades des emplois, leur voler des médicaments, détourner des victuailles, prendre sur sa ration et surtout leur apporter un soutien moral constant. Jusqu'au bout, Danielle reste fidèle à cet objectif. Elle contacte l'organisation clandestine du camp et parvient à faire sortir des informations sur les horreurs constatées, au péril de sa vie. Elle fait tout ce qu'elle peut afin d'aider ses camarades malades. Le 1er mai, elle est prise d'une fièvre violente. Le médecin SS Röder la vaccine, mais trop tard. Elle meurt du typhus à Auschwitz, dans la nuit du 9 au 10 mai 1943. Son décès est annoncé dans un document officiel du camp, le 17 juin.
Le Conseil national de l'ordre des chirurgiens-dentistes créé le 3 février 1945, par un arrêté du ministre de la Santé publique, publie, dans le numéro 1-2-3 de mai-juin-juillet 1945 de son bulletin, une liste de *« Martyrs de la profession »*. Danielle Casanova est la 1ère.

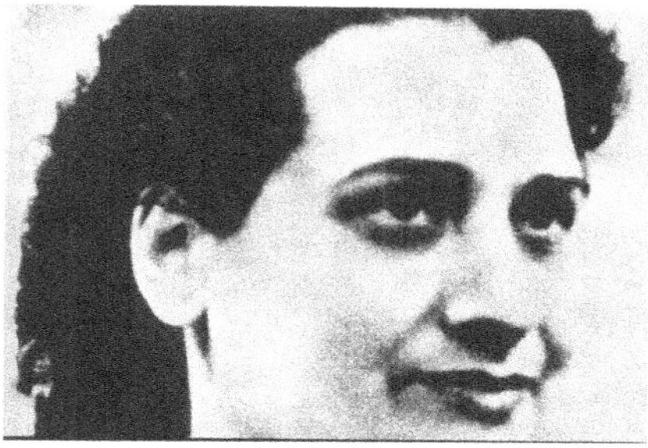

Danielle Casanova (1909-1943)[13].

[13] Cf. FNDIRP, communication personnelle, Paris, 2003, © FNDIRP.

Le port d'arme et celui du brassard de la Croix-Rouge chez un dentiste pendant la Seconde Guerre mondiale étaient-ils compatibles ?

Ben Salomon est né à Milwaukee, le 1er septembre 1914. Il est diplômé de l'Ecole dentaire de Caroline du Sud en 1937. Quand les U.S.A. entrent en guerre, il s'engage dans l'armée en 1940. Il y est sergent dans une section de mitrailleuses. Le 14 août 1942, il est nommé 1er lieutenant dans le service dentaire. En mai 1943, il est affecté au 105ème régiment de la 27ème division d'infanterie. Ben y est reconnu comme un très bon dentiste. En 1944, promu capitaine, il part à Saïpan, dans les Iles Mariannes[14]. Salomon remplace un chirurgien blessé, le 22 juin. Lors d'une attaque nippone le 7 juillet, pour couvrir l'évacuation de ses blessés, il prend une mitrailleuse et se sacrifie. Ses blessés sont saufs. 98 Japonais sont morts autour de lui. En 2002, il est décoré à titre posthume. Pourquoi avoir attendu si longtemps pour honorer Salomon ? Se faisant, les textes internationaux ont-ils été outrepassés ?

Au début de la Seconde Guerre mondiale, les U.S.A. respectent la « Convention de Genève pour l'amélioration du sort des blessés et des malades dans les armées en campagne » du 27 juillet 1929, qui stipule : *« Le personnel sanitaire a effectivement pour rôle de protéger les blessés et les malades. A ce titre seulement, il est autorisé à porter une arme et à s'en servir contre tout agresseur les menaçant. L'hôpital est un territoire neutre qui ne peut être transformé en camp retranché* (art. 8). *»*

Edmund Love, historien, de retour sur les positions tenues le 6 juillet, décrit ce qu'il y a vu: *« Nous marchons sur des soldats*

[14] Cf. Riaud Xavier, « Dr Ben Salomon, 57 ans pour devenir un héros », in *Indépendentaire*, décembre 2011, n° 93, p. 116.

morts quand le général court vers un homme allongé sur une mitrailleuse. Il prend un couteau et coupe le brassard de la Croix-Rouge de Salomon. » Il ne prend pas sa tête pour voir s'il respire ou pour l'identifier. Il lui retire son brassard parce qu'il pense qu'un acte coupable a été commis. Un dentiste porteur de celui-ci a pris les armes et a tué des ennemis. Dans l'armée américaine, il s'agit d'une violation de la Convention de Genève. En 1945, Love demande une médaille pour le courage de Salomon. Il n'obtient qu'un refus écrit qui confirme cela. En 1946, Love écrit un article sur les exploits de Salomon. Le secrétaire d'Etat à la Guerre lui demande de représenter une demande. En 1951, nouveau refus en raison de l'expiration des délais pour formuler ce type de demande. En 1968, Ingle, doyen de l'Ecole dentaire de Californie du Sud, effectue une autre démarche. Il contacte Shira, chef du service dentaire de l'armée US. Après étude de la Convention de Genève de 1929, l'article 8 est soulevé. Le dentiste est blanchi de l'accusation de violation et l'attribution d'une médaille devient légitime. La nouvelle recommandation est acceptée le 21 juillet 1970. La Médaille d'honneur du congrès lui est attribuée le 1er mai 2002, par Georges Bush. Il est le seul dentiste à l'avoir jamais obtenue.

Une méconnaissance de la Convention de Genève de 1929, par les Américains, les a convaincus que les médecins ne devaient pas porter d'arme, alors qu'ils y avaient droit. Le service dentaire a perdu 116 officiers au cours de la guerre, dont 35 au front. Combien auraient pu être sauvés s'ils avaient pu se défendre ? Sur un plan juridique, la notion d'héroïsme a été débattue pendant 57 ans au sujet de Ben Salomon. En lui donnant une médaille, les Américains n'ont manqué à aucun texte de droit international et ont même mis très longtemps à les appliquer rigoureusement.

Dentisterie et guerre de Sécession (1861-1865) – 1ère partie

En 1859, il n'y a pas de service dentaire dans l'armée américaine[15]. Davis, ministre de la Guerre, et Lawson, chirurgien général, ont l'idée d'un corps dentaire composé de 6 praticiens. Le projet échoue. En 1860, la dentisterie n'est pas reconnue comme une discipline médicale. Il n'existe que 4 écoles pour enseigner celle-ci, dont le Collège de Baltimore fondé en 1839, celui de l'Ohio à Cincinnati créé en 1846 et celui de Pennsylvanie à Philadelphie ouvert en 1853. Celui de New York ne s'ouvre qu'en 1867. Entre 1841 et 1850, 115 étudiants sont diplômés. Entre 1851 et 1860, ils sont 417 et en 1864, 38. Les fournitures proviennent d'usines situées dans le Nord.

Depuis Noël 1860, les 68 hommes du major Anderson sont assiégés dans Fort Sumter en Caroline du Sud, par 6 000 miliciens sudistes. Les renforts n'arrivent pas. Le 12 avril 1861, le général Beauregard ouvre le feu. Anderson se rend le 13. La guerre civile commence. Elle dure 4 années et se termine le 9 avril 1865. Elle coûte la vie à 618 000 hommes.

L'Union ne met pas de dentiste au service des troupes et ne leur confère pas de statut. Marshall, vétéran du 2nd de cavalerie de l'Etat de New York et 1er dentiste de l'armée américaine en 1901, dit en 1909 : *« Dans notre armée, les abcès étaient percés et les dents, extraites, ce qui se faisait par un assistant hospitalier qui avait un bras droit musclé. »* Les avulsions sont souvent incomplètes et des racines résiduelles subsistent, causant des problèmes ultérieurs. Les soldats consultent des

---

15 Cf. Riaud Xavier, « Dentisterie et guerre de Sécession (1861-1865) – 1ère partie », in *Indépendentaire*, janvier 2012, n° 94, pp. 112-113.

dentistes civils et payent eux-mêmes. Ainsi, lorsque le régiment du général Sherman arrive à Savannah (1864), ses hommes se rendent aux cabinets dentaires de la ville. Un dentiste dit d'eux : *« les cas d'urgence auraient nécessité 100 dentistes pendant une période de 6 mois. »* Alors que les armées européennes imposent aux soldats de veiller à leurs dents, le brossage, ici, est rare. L'alimentation sans légume, ni fruit frais, est responsable en 1861, de scorbut générant la perte des dents. Les examens physiques d'admission sont très poussés. Les dents cariées, les édentements ou les maladies parodontales constituent des motifs d'exemption. Pourtant, peu d'hommes (2,4 %) sont réformés pour mauvaise dentition. Le sigle 4 f désigne l'absence de dents. Il symbolise ensuite l'exemption du service militaire en raison d'un handicap physique. Lors de la mobilisation de 1863, sur les 255 188 hommes examinés, 5 230 sont exemptés pour raison dentaire.
Bartholow, chirurgien, écrit en 1864 : *« Les caries ou la perte des incisives-canines sont des motifs d'exemption parce que cela empêche le soldat de déchirer les cartouches ou de mâcher sa nourriture, mais aussi parce que ce sont des signes d'un mauvais état de santé. Même dépourvu d'incisives ou de canines, un homme qui doit recharger son fusil trouve le moyen de le faire. Peut-être manquera-t-il de rythme et de précision ? Par contre, son mauvais état général est préoccupant. La gêne occasionnée par l'incapacité de mastiquer entraîne des problèmes plus importants. Un homme qui n'a perdu que ses incisives ne doit pas être réformé à moins que leur perte ne résulte de caries ou que les autres dents ne commencent à pourrir. »* Donc, un homme qui a perdu ses incisives peut servir dans l'artillerie. Les commandants assimileront vite qu'un soldat en bonne santé est plus performant qu'un autre à la santé fragile.

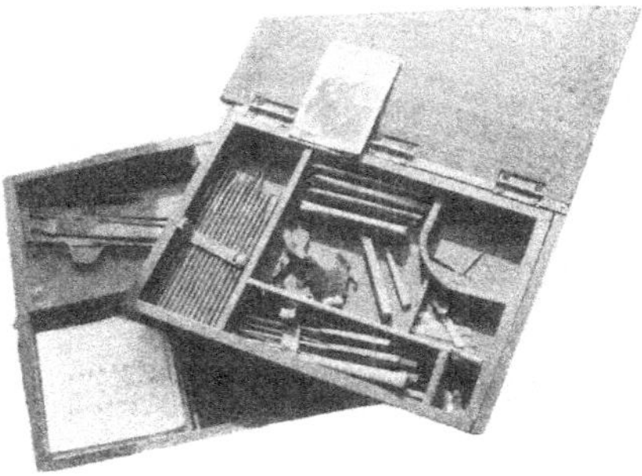

Kit de soins portable utilisé pendant la guerre[16].

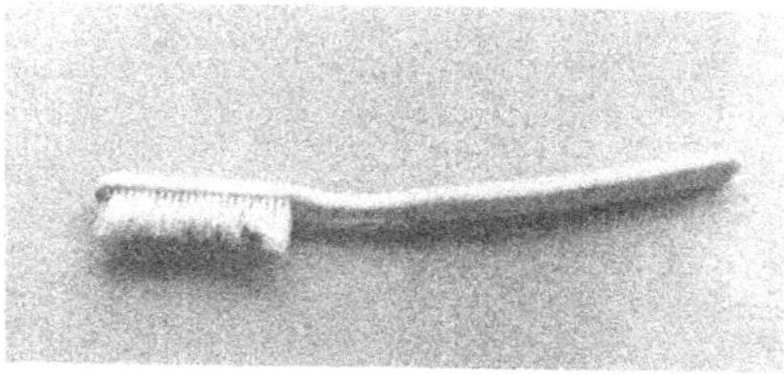

Brosse à dents des soldats de l'Union[17].

[16] Cf. Dammann Gordon, *Pictorial Encyclopedia of Civil War Medical Instruments and Equipments*, Pictorial Histories Publishing Company, Missoula, Montana, Vol. II, 1988, pp. 77-83, © Gordon Dammann.
[17] Cf. Dammann Gordon, 1988, pp. 77-83, © Gordon Dammann.

Dentisterie et guerre de Sécession (1861-1865) – 2ème partie

Le Sud entre en guerre avec une armée de 600 000 soldats. Un soldat sudiste est blessé en moyenne 6 fois. Le visage est très souvent touché[18].

Les soldats ont besoin de soins dentaires. Les brosses à dents sont rares et l'alimentation est carencée. Un simple soldat ne reçoit que 18 $ confédérés. Un plombage coûte 120 $, une extraction, 20 $ et un appareil haut monté sur une base en or, ou en ébonite, varie entre 1 800, et 4 000 $. Moore, chirurgien général sudiste, conscient du coût élevé des soins, décrète la conscription des dentistes. Le 4 novembre 1864, le directeur du C.S. Hospital de Virginie atteste que les soins dentaires sont effectués par des soldats, dentistes de profession. Un soldat admis dans un hôpital a un examen dentaire et les soins sont faits en accord avec un officier médical. Les dentistes apportent leurs instruments. Les fournitures sont à la charge de l'hôpital. Le rang et le salaire dépendent de la situation militaire du dentiste. Une prime leur est allouée. Des rapports mensuels de leurs interventions sont rendus au chirurgien général. Dans un hôpital, une salle éclairée est prêtée avec l'eau courante, du savon, des linges et un assistant. Les fauteuils sont construits par les menuisiers de l'hôpital. Une cuvette en étain sert de crachoir. En hiver, un feu est entretenu dans la pièce. Les hôpitaux sont situés hors des villes. Une ambulance conduit les dentistes à bon port. Les appareils sont faits par des dentistes civils. L'or est privilégié pour les dentiers, mais, l'ébonite est préférée pendant le conflit. Pour les caries, une fraise manuelle et des excavateurs nettoient la dent. Le plombage est inséré et poli avec un brunissoir. Si la pulpe est retirée, de la créosote est

---

[18] Cf. Riaud Xavier, « Dentisterie et guerre de Sécession (1861-1865) – 2ème partie », in *Indépendentaire*, février 2012, n° 95, pp. 100-101.

mise en fond de cavité avec de l'or ou de l'étain dessus. Un amalgame est souvent substitué à un matériau précieux. Des recherches archéologiques démontrent, après étude de 7 corps de soldats sudistes, qu'ils ont tous reçu des plombages en or. Ce métal est plus utilisé dans l'ouest. Le *Southern Dental Examiner*, seul journal dentaire du Sud, montre des publicités de Brown & Hape pour les plombages aurifiés. Cette manufacture extrait et vend le métal dans tout le Sud. Elle a l'exclusivité.

En 1861, l'Union considère que le matériel médical est un produit de contrebande. Elle décrète le blocus. La Confédération doit se procurer alors le nécessaire : les prisonniers sont volés, ce qui ne dure pas, des cargaisons en provenance de l'Europe traversent le blocus, ce qui est très onéreux, et des laboratoires élaborent les produits pharmaceutiques, cette production étant de piètre qualité. Le Sud est vite exsangue.

En 1863, Chisholm publie à Richmond, son *Manuel de la chirurgie militaire. « Pour le traitement des blessures par balle au visage avec fractures osseuses, le chirurgien devrait toujours tenter de remettre en place le plus grand nombre de portions d'os. Il est surprenant de voir comme de petites connexions avec les tissus mous environnants peuvent suffire à maintenir la vitalité et aider à la restauration de cette région. »*

James Baxter Bean (1834-1870) est diplômé en 1860, de l'Ecole dentaire de Baltimore et officie à Atlanta, en Géorgie. Il travaille pour Brown & Hape, en mai 1862. Il invente une attelle inter-dentaire en caoutchouc indien rigide vulcanisé qui réduit la fracture et la fixe. Les fragments osseux sont immobilisés et le patient peut se nourrir. Bean soigne 100 cas avec succès, à Atlanta. Devant ses résultats, Moore confie à Bean, les structures hospitalières requises pour le traitement des soldats blessés au visage.

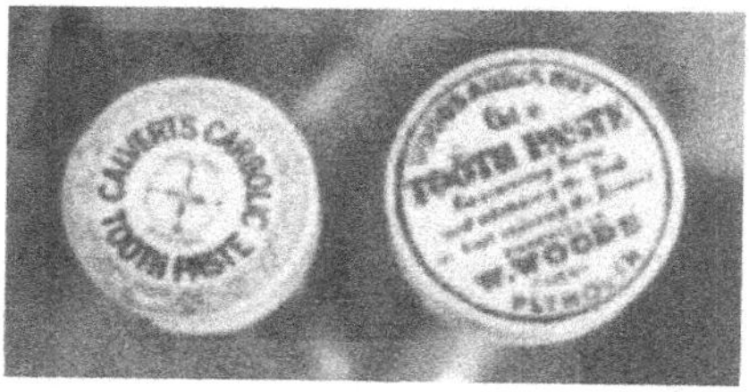

Boîte en ivoire contenant du dentifrice et de la pâte dentaire[19].

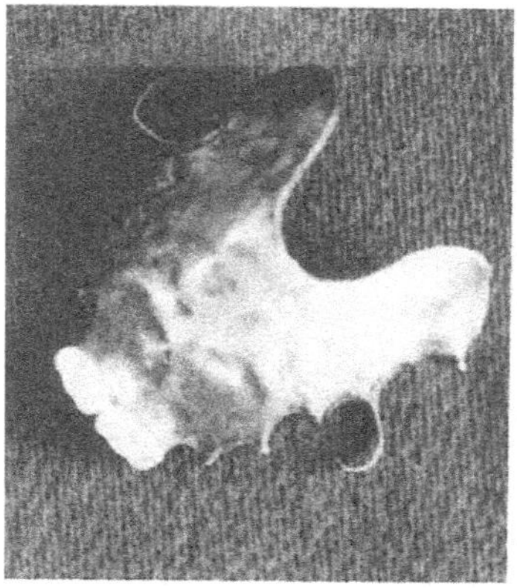

Prothèse amovible partielle supérieure en argent allemand et avec deux dents en ivoire remplaçant deux incisives[20].

[19] Cf. Dammann Gordon, 1988, pp. 77-83, © Gordon Dammann.
[20] Cf. Dammann Gordon, 1988, pp. 77-83, © Gordon Dammann.

Hommage aux premiers dentistes noirs américains

La guerre de Sécession se termine le 9 avril 1865. L'esclavage est aboli. Les Noirs obtiennent des droits civiques. Ils sont libres. Dans le Sud, des mouvements racistes se manifestent avec une grande violence. Dans le Nord, la société se désintéresse d'eux. Ils n'accèdent pas aux urnes pour voter. Le racisme est sournois, même au sein de l'armée qui les écarte systématiquement. Ils sont sans travail qui leur est refusé ou avec des logements insalubres, car désargentés. Certains regrettent leur ancienne condition. Des hommes s'élèvent, malgré tout, à force de courage. Voici l'histoire de trois d'entre eux qui sont devenus dentistes[21].

Robert T. Freeman (1846-1873) naît à Washington D. C. Il est le fils d'une famille d'esclaves. Jeune homme, un dentiste, le Dr Henry Noble, loue ses services. Il commence en tant qu'employé et finit comme assistant. Noble l'encourage à poursuivre une carrière dans la dentisterie. Après avoir postulé sans succès auprès de 2 écoles dentaires, il arrive à Boston et rencontre le doyen Nathan C. Keep. Sur sa recommandation, l'université de Harvard décide que la couleur ne doit pas être un frein à l'admission d'un étudiant. Freeman est ainsi accepté à l'âge de 22 ans et est pris parmi les 16 élèves de la 1ère promotion de l'Ecole dentaire de Harvard, 5ème école dentaire ouverte en 1867.

Il est diplômé en 1869. Il est le 1er afro-américain dentiste. Il regagne Washington et ouvre son cabinet dentaire. Il décède en 1873.

George F. Grant naît le 15 septembre 1846, à Oswego, dans l'Etat de New York. Ses parents sont des anciens esclaves. Âgé

---

[21] Cf. Riaud Xavier, « Les premiers dentistes noirs américains », in *Indépendentaire*, mars 2012, n° 96, pp. 92-93.

de 15 ans, un dentiste, le Dr Albert Smith, l'emploie. Il devient vite assistant et Smith l'encourage à poursuivre une carrière de dentiste. Il entre à l'Ecole dentaire de Harvard en 1868. Il est dans la même promotion que Freeman. Il sort diplômé de l'Ecole dentaire en 1870. Il devient le 1er afro-américain enseignant dans l'Ecole dentaire de Harvard, en 1871. Il y reste 19 ans. Il se spécialise dans le traitement des fentes palatines. En 1889, il a traité 115 cas. Il brevette un palais court qui permet au patient de parler convenablement. Il est le président fondateur de la Société dentaire de Harvard. Il est membre, puis président de l'Association des élèves de l'Ecole dentaire de Harvard, en 1881. Il décède en 1910.
William T. Jefferson (1864-1925) naît à Washington D. C. En 1886, il entame ses études dentaires sous la direction du Dr Frederick Mill, à Bermingham, dans le Connecticut. A l'automne 1889, il entre à l'université d'Howard de Washington D. C. En mars 1890, il est transféré vers l'Ecole dentaire de Chicago. Il est diplômé le 24 mars 1891. Il s'installe à Chicago. Il incorpore la compagnie D du 9ème bataillon, le 1er avril 1895. En mai, il est sous-lieutenant, puis, lieutenant, le 4 novembre 1895. Lors de la guerre hispano-américaine (1898), Jefferson devient capitaine, le 21 juillet. Atteint de malaria, il est hospitalisé. Malgré tout, il continue à servir dans son régiment à Cuba, puis à San Luis de Cuba, en février 1899. William prodigue ses soins. Jefferson est le 1er dentiste noir à pratiquer la dentisterie dans l'armée américaine, le corps dentaire ayant été créé en 1901. Il est déchargé de son régiment à Chicago, le 3 avril 1899. Il sert dans la garde nationale d'Illinois jusqu'en 1916 et est nommé inspecteur de l'entraînement de l'infanterie légère avec le rang de lieutenant. Le 3 septembre 1899, William est de retour à son cabinet, à Chicago. Il meurt dans cette ville, le 26 octobre 1925.

Identification médico-légale d'Adolf Hitler (1889-1945)

Le 30 avril 1945, Hitler se suicide. Son corps est brûlé dans un cratère de bombe dans le jardin de la Chancellerie, avec d'autres corps qui sont enterrés ensuite[22]. Le corps du Führer n'est retrouvé que le 3 mai 1945, par le Smersh, services secrets russes. Le 8 mai, il est emmené dans un hôpital de la banlieue berlinoise pour y être autopsié. Le 9 mai, les prothèses dentaires trouvées sur le cadavre sont présentées à l'assistante du dentiste d'Hitler et au prothésiste qui se rappelle que les Soviétiques lui ont montré une mâchoire inférieure avec 2 bridges en or, et 1 autre maxillaire en or de 9 pièces. Il reconnaît son travail pour Hitler. En prison, il soumet un rapport supplémentaire de 9 pages. L'assistante les identifie aussi. Tous 2 se souviennent de la boîte rouge où étaient entreposés les restes d'Hitler, et de l'interprète blonde. Ces 2 déclarations sont publiées. Un doute subsiste. Un rapport aboutissant à une conclusion incontestable s'impose vite.
En 1965, l'interprète blonde, Yelena Rzevskaya, publie un texte intitulé *Berlin mai 1945* dans une revue soviétique. Il raconte comment les Russes ont découvert 13 corps dans les jardins de la Chancellerie, autopsiés par une commission de 5 spécialistes dirigée par le colonel Faust Schkarawski à l'hôpital russe n°496 de Berlin-Buch. Le 8 mai, la commission remet une boîte rouge au Smersh, avec les bridges en or des corps n° 12 et 13. Ceux d'Hitler et d'Eva Braun ? Le 9, le Smersh part à la recherche d'Hugo Blaschke, du prothésiste et de l'assistante. A la clinique de Kurfürstendamm, ils apprennent que le dentiste a quitté Berlin, le 19 avril, sur les ordres du Führer, pour Berchtesgaden. Ils parviennent à interpeller les 2 autres qui sont internés

[22] Cf. Riaud Xavier, « Identification médico-légale d'Adolf Hitler (1889-1945) », in *Indépendentaire*, avril 2012, n° 97, pp. 82-83.

pendant 9 ans. Des informations leur sont demandées sur le contenu de la boîte rouge. Le 10 mai, le Smersh envoie un rapport à Moscou. Il conclut à l'identification des restes des 2 derniers corps, comme étant ceux d'Eva Braun et d'Hitler.
En 1966, Lew Besymenski, attaché culturel russe en Allemagne de l'Ouest, publie un livre intitulé *La mort d'Adolf Hitler*. Y apparaissent les mots du colonel Gorbushin, directeur des services secrets russes, du colonel Schkarawski et des membres de la commission. Y figurent les rapports d'autopsies des 13 corps. Les photographies des bridges y sont présentes. Les experts dentaires internationaux accèdent aux éléments post-mortem qui ont identifié Hitler. Mais, Besymenski n'offre aucune comparaison avec des éléments ante-mortem : pas d'élément du dossier dentaire du dictateur, pas de radiographie. Aucune vérification des résultats n'est possible.
En 1971, le Dr Ferdinand Strøm d'Oslo se tourne vers le Pr Reidar Sognnaes, ancien doyen de l'Ecole dentaire d'UCLA. Strøm rappelle à Sognnaes que les Américains ont capturé Blaschke en novembre 1945. L'interrogatoire est dans les archives militaires de Washington. Sognnaes retrouve le dossier des services secrets américains. Le nazi s'y remémore les dents d'Hitler. Sognnaes retrouve aussi 5 radiographies de la tête d'Hitler, 3 du 19 septembre 1944 et 2 du 21 octobre 1944, qui se plaignait de problèmes de sinus. Ces images ne laissent aucun doute. Sognnaes venait de trouver des documents identifiant indiscutablement Hitler. Lors du 6ème congrès de l'Association internationale de médecine légale à Edimbourg, Sognnaes, associé à Strøm, confirme l'identification d'Hitler à partir de ses dents. Les résultats sont publiés dans l'*Acta Odontologica Scandinavica*, en 1973.

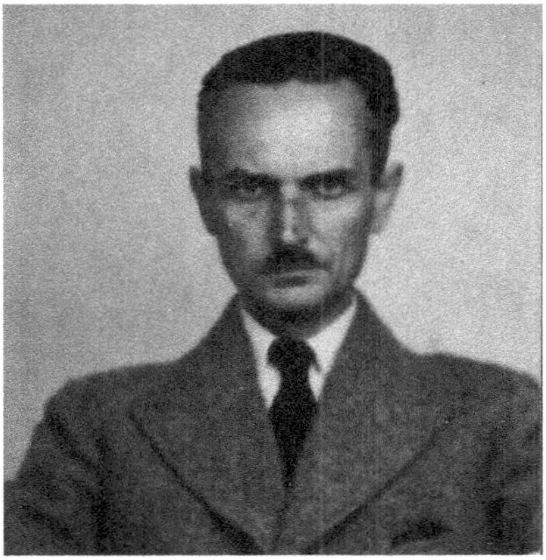

Professeur Hugo Blaschke (1881-1953)[23].

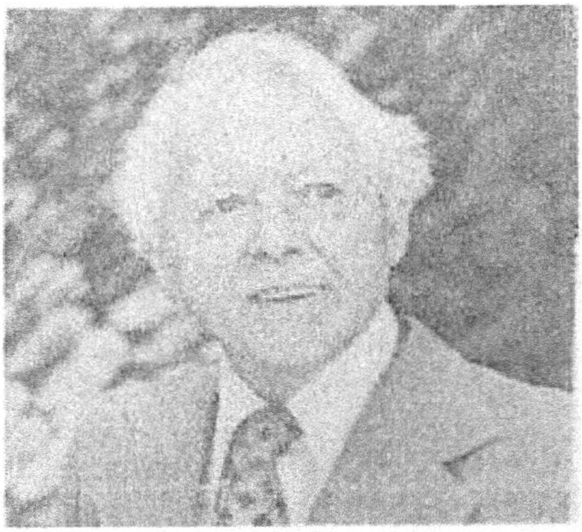

Professeur Reidar F. Sognnaes (1911-1984)[24].

[23] Cf. Bundesarchiv Berlin, communication personnelle, Berlin, Allemagne, 2004, © Bundesarchiv Berlin.
[24] Cf. Sognnaes Reidun, communication personnelle, Half Moon Bay, CA, USA, 2006, © Reidun Sognnaes.

Cancers des maxillaires : deux cas historiques

Depuis 2009, le Conseil national de l'ordre des chirurgiens-dentistes a engagé une campagne de prévention et de détection des cancers des maxillaires[25]. Pour mémoire…
Ulysses S. Grant (1822-1885), 18ème président des Etats-Unis, meurt le 23 juillet 1885, d'un carcinome de la langue et des amygdales avec extension de la tumeur au pharynx et au larynx. Le 8 novembre 1884, souffrant du côté droit de la tête et du visage, Grant consulte le Dr Frank Abbott. Le dentiste diagnostique un abcès de la 1ère molaire droite du maxillaire. Il l'enlève et le président est soulagé. Le 14 novembre, venu pour un examen de contrôle, Abbott décide d'enlever les 2nde et 3ème molaires du même côté, très entartrées, pensant qu'elles contribuent au développement de la lésion cancéreuse de la langue et de la gorge, objectivée en juin 1884. A l'automne 1884, Grant consulte le Dr John Douglas, spécialiste de la gorge, pour une induration de la langue. Ce dernier estime que ce n'est pas désespéré. Le médecin ne veut pas d'une opération chirurgicale. Il demande au président d'arrêter de fumer et d'appliquer un astringent, une solution antiseptique pour débrider les tissus malades, une autre de nitrate d'argent, une poudre iodoforme et de l'hydrogène peroxydé de façon topique sur la lésion linguale qui évolue en épithélioma. Grant souffre beaucoup avant de mourir. Frank Abbott a affirmé qu'une molaire brisée avait causé l'irritation à la base de sa langue. Son grand tabagisme faisant, la lésion cancéreuse a atteint le pharynx et les glandes lymphatiques. Quand Grant a enfin consulté, il était trop tard.

---

[25] Cf. Riaud Xavier, « Cancers des maxillaires : deux cas historiques », in *Indépendentaire*, mai 2012, n° 98, pp. 84-85.

Sigmund Freud (1856-1939) consulte Hans Pichler, stomatologue autrichien, un des meilleurs chirurgiens européens de la face, pour la 1ère fois en 1919, pour une enflure douloureuse sur le palais droit et au niveau de la tubérosité maxillaire qui a persisté pendant 1 semaine. De 1923 à 1938, Pichler opère le philosophe, qui est un grand fumeur, à 25 reprises d'un cancer du côté droit du palais mou et du palais dur, de l'arche glosso-palatine, de la muqueuse buccale et de celle postérieure de la mandibule. Les 4 et 11 octobre 1923, il pratique l'excision d'une partie de la mâchoire supérieure et du palais droit, avec ligature de l'artère carotide droite externe et ablation des ganglions lymphatiques sous-mandibulaires, et cervicaux. Le 12 novembre 1923, il réalise la résection du processus ptérygoïdien et d'une partie du palais mou. Les opérations sont un succès. Freud ne reprend le travail qu'en janvier 1924. Il porte son 5ème obturateur palatin en 1928. En 1931, Pichler sollicite le Pr Kazanjian, dentiste américain, pour qu'il conçoive les nouvelles prothèses du philosophe. De passage en Europe pour des congrès à Londres et à Paris, en 1931, Kazanjian se rend à Vienne, le 31 juillet et le 1er août. Au cabinet de Pichler, il reçoit le patient qui souffre de la mauvaise qualité de ses prothèses. Freud n'acceptera pas plus celles de l'Américain conçues dans le laboratoire de Pichler, qui lui auront coûté la somme de 5 000 $.
Pichler a vu 143 fois Freud en consultations entre 1923 et 1924, et 122 fois entre 1926 et 1928. Il l'a opéré à 5 nouvelles reprises. En 1938, Pichler examine Freud avant son départ d'Autriche, car il craint les nazis. Il le voit aussi le 7 septembre 1938, à Londres, et constate une récidive de son carcinome. Freud meurt en 1939. Il n'a jamais cessé de fumer. Pichler et Kazanjian sont restés amis après.

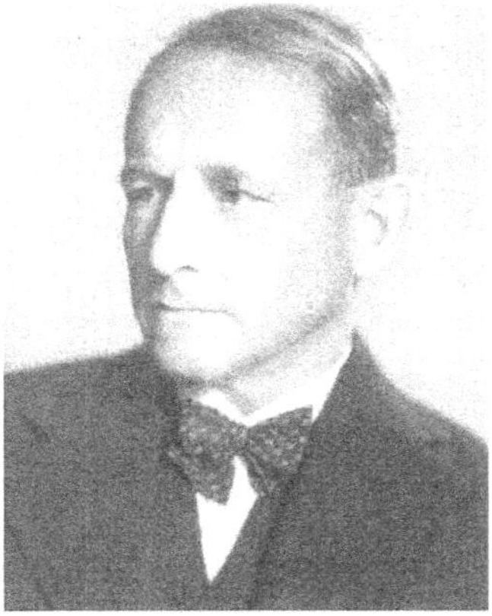

Professeur Hans Pichler (1877-1949)[26].

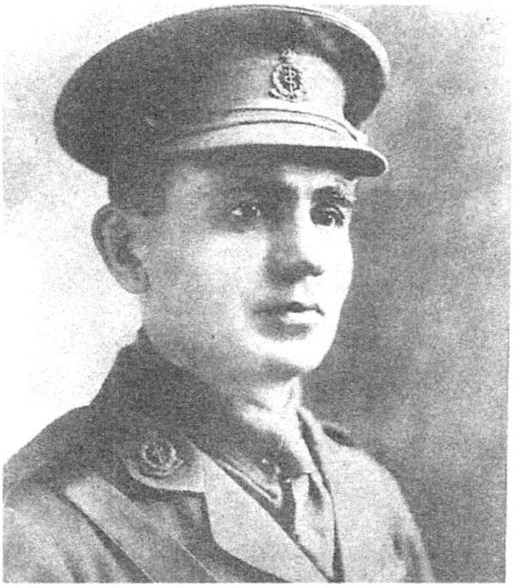

Professeur Varaztad H. Kazanjian (1879-1974)[27].

[26] Cf. Osterreichische Nationalbibliotek, communication personnelle, Picture Archive, 203340-C, Vienne, Autriche, 2009, © Osterreichische Nationalbibliotek.

[27] Cf. Francis A. Countway Library of Medicine, communication personnelle, Harvard Medical Library, Boston, USA, 2009, © Francis A. Countway Library of Medicine.

Anecdotes dentaires présidentielles et politiques

Alors que nous avons voté le dimanche 6 mai 2012, il me semble bon de rappeler quelques faits historiques[28].

Adolphe Thiers (1797-1877), premier président de la IIIème République, de 1871 à 1873, a fait l'objet de nombreuses caricatures, dont une, satirique, le représente en dentiste, avec un davier à la main, accompagné de la mention : *« Messieurs et dames, nous allons extirper successivement à cette honorable dame* (la France), *qui a bien voulu nous honorer de sa confiance, toutes les molaires... le tout sans douleur... Allez la musique ! »*

Sadi Carnot (1837-1894) est élu président de la IIIème République en 1887. Il est assassiné à Lyon, par un anarchiste italien alors qu'il se rend à une exposition. Ce voyage a dû être retardé. Son ministre des Travaux publics qui devait l'accompagner a souffert d'un abcès dentaire. Que se serait-il passé si le voyage s'était déroulé normalement ?

Georges Clemenceau (1841-1929), président du Conseil de 1906 à 1909 et de 1917 à 1920, surnommé « Père la Victoire » de la Grande Guerre, a pour dentiste, le Dr Arthur Hugenschmidt (1862-1929), qui serait le fils de Napoléon III et de la comtesse de Castiglione dont la liaison est avérée en 1856/1857. Arthur est élevé avec le Prince impérial. A la débâcle de 1870, Napoléon III le confie à son praticien, le Dr Thomas W. Evans, qui le forme naturellement à la dentisterie. Étudiant en médecine à la Faculté de Paris et à l'université de Pennsylvanie, qui lui attribue un prix pour ses recherches en odontologie et en stomatologie, Arthur Hugenschmidt soutient sa thèse de doctorat en 1887. Continuant ses recherches à

---

[28] Cf. Riaud Xavier, « Anecdotes dentaires présidentielles et politiques », in *Indépendentaire*, juin 2012, n° 99, pp. 84-85.

l'Institut Pasteur de 1894 à 1896, il devient aussi docteur de l'université de Pennsylvanie. Associé au Dr Evans, il reprend son cabinet en 1897. Il est fait officier de la Légion d'honneur en 1924.

En 1918, la guerre est terminée. Lors d'une consultation, alors qu'il s'apprête à enlever une dent à Clemenceau, le dentiste, alsacien d'origine, s'enquiert du retour de l'Alsace-Lorraine dans le territoire français. En pleines négociations du Traité de Versailles, le « Tigre » se heurte aux Anglais qui considèrent que cette région est une contrée allemande et que la France n'a aucun droit dessus. Hugenschmidt se rappelle alors que l'impératrice Eugénie, avec qui il entretient légitimement une correspondance, dispose d'une lettre du roi de Prusse Guillaume Ier (des auteurs parlent de Bismarck), datée du 26 octobre 1870, dans laquelle ce dernier reconnaît vouloir posséder l'Alsace-Lorraine à des fins stratégiques et que cette région est avant tout une propriété française. Clemenceau se laisse enlever sa dent, mais aussitôt après, écrit une lettre à l'impératrice Eugénie. Il ordonne au dentiste de se rendre en Angleterre pour récupérer le document. Hugenschmidt s'exécute et ramène la fameuse lettre. Avec celle-ci, Clemenceau obtient gain de cause. Le Traité de Versailles est signé le 28 juin 1919 et l'Alsace-Lorraine est rendue à la France,… grâce à une dent de Clemenceau.

Paul Malassagne (1918-2007) est dentiste avant la Seconde Guerre mondiale. Résistant pendant, il cesse son activité après et se consacre à la politique. Il est élu au Sénat, de 1971 à 1989, où il pose 176 questions au cours de ses 2 mandats. En 1976, il est le secrétaire du bureau du Sénat.

Plus récemment, Ségolène Royale, candidate malheureuse aux présidentielles de 2007, a consulté, dans le cadre d'une opération de « relooking », avant de se déclarer, un éminent professeur de Paris, pour réhabiliter sa bouche à des fins de communication.

Un dentiste héroïque

Suer naît à Philadelphie en 1917. Il effectue ses études dentaires à la Temple University où il obtient son DDS en 1938. Il ouvre ensuite un cabinet dentaire[29]. N'acceptant pas les exactions allemandes, il s'engage dans l'armée de réserve en 1939. Le 1er avril 1941, il en rejoint le service dentaire. Il suit une formation médicale de 12 semaines à Carlisle, en Pennsylvanie. Physique comme pour tous les soldats, elle est aussi axée sur les soins, dentaires ou non, à donner en urgence sur le front. Après Pearl Harbor, Suer suit les cours de l'école de parachutisme de Fort Benning. Il obtient son brevet et intègre le 505th Parachute Infantry Regiment (PIR). Le 20 avril 1943, il quitte Fort Bragg et part pour Camp Edwards dans le Massachusetts. Il y reçoit un entraînement intensif avant son départ pour l'Europe. Pendant une semaine, il vaccine des soldats et réalise des examens dentaires. Le 10 mai 1943, le régiment débarque au Maroc, à Casablanca. Le 9 juillet 1943, les troupes partent pour la Sicile. Au sol, le dentiste se multiplie pour sauver les blessés. Il se tient debout à l'avant de sa Jeep, sur le pare-choc, avec un drapeau de la Croix-Rouge, pour les récupérer, sous le feu de l'ennemi. Il n'a jamais été touché. Lors du débarquement à Salerne, il est largué près de Paestum, le 14 septembre 1943. Le 1er octobre, le régiment attaque Naples. Le 18 novembre, il rejoint l'Irlande. Le 13 février 1944, les troupes se rendent en Ecosse. Le 5 juin, elles reçoivent l'ordre de se préparer pour un départ imminent pour la France. Elles sont parachutées sur Sainte-Mère-Eglise. Sur place, Suer installe immédiatement un

---

[29] Cf. Riaud Xavier, « Un dentiste héroïque », in *Indépendentaire*, septembre 2012, n° 100, p. 98.
Cet article est paru pour les dix années d'existence de la revue *Indépendentaire*.

hôpital dans le village. Il soigne les blessés de toutes nationalités. La Silver Star lui est décernée pour en avoir sauvé au plus fort des combats, après le débarquement de Normandie. Au cours d'une sortie, il n'hésite pas aussi à menacer des Allemands en leur disant qu'ils sont encerclés. Ceux-ci posent les fusils et lèvent les bras. Ils sont 15. Suer est juste accompagné d'un ami. Suer devient vite l'homme le plus décoré de son régiment.
Le 17 septembre 1944, son régiment part en Hollande. L'action de Suer qui consiste à récupérer des blessés y est admirable. Il est inépuisable, malgré les balles qui sifflent autour de lui. Le 12 novembre, des soldats canadiens remplacent le 505th PIR qui rejoint Suippes, près de Reims. A sa 5ème opération, dans les Ardennes, le 23 décembre 1944, Alexander est informé que 2 hommes gravement touchés attendent des soins urgents près des lignes allemandes. Avec 3 infirmiers, il les rejoint et rampe vers eux. Des tirs de mortier atteignent le dentiste aux jambes. Malgré la douleur qui le submerge, il exige que les 2 soldats blessés soient évacués avant lui. Ensuite, il est emmené au poste de secours où une perfusion de plasma lui est faite aussitôt. Ses blessures sont importantes. Alexander est transféré à l'hôpital de Liège, puis vers Paris, et de là, en avion, vers l'hôpital militaire Walter Reed près de Washington. La gangrène est prononcée. Il est amputé des 2 jambes. A 28 ans, il meurt d'une embolie pulmonaire consécutive à l'opération.

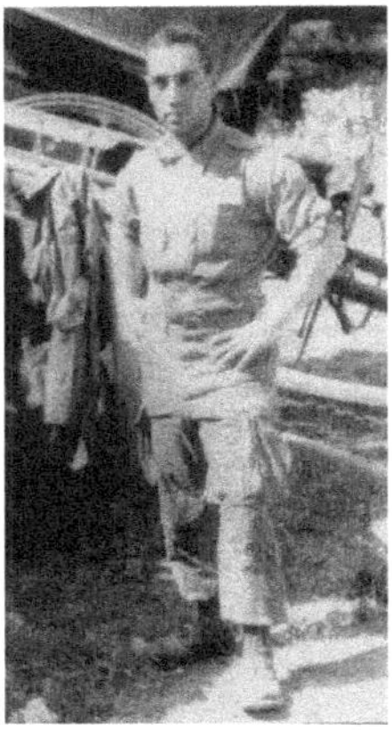

Captain Alexander « Pete » Suer (1917-1945), dentiste au 505th Parachute Infantry Regiment (PIR) de la 82nd Airborne Division au poste de secours du Manoir des Flories à Varenguebec[30].

[30] Cf. De Trez Michel, *Doc McIlvoy and his parachuting Medics*, D-Day Publishing, Wezembeek-Oppem, Belgium, 2004, © Michel de Trez.

Abraham Lincoln (1809-1865) et ses dents

Abraham Lincoln a été le 16ème président des Etats-Unis, le vainqueur de la guerre de Sécession, mais aussi le 1er président assassiné[31]. Quatre visites chez le dentiste sont connues. L'une d'elles est mentionnée dans une lettre à Mary Speed, une amie de sa sœur, le 27 septembre 1841. *« Te souviens-tu de ma venue dans cette ville pour me faire enlever une dent et du ratage derrière ? Cette dent m'a fait souffrir à nouveau tellement qu'il y a une semaine, j'ai dû me la faire enlever, ce qui m'a coûté un morceau du maxillaire qui est venu avec. Ma bouche est si douloureuse que je ne peux ni parler, ni manger. Je ne subsiste que dans le souvenir des saveurs, ce qui est insuffisant sur le plan alimentaire. »* Il a fallu 2 consultations pour extraire cette dent. Lincoln séjourne alors à Louisville dans le Kentucky. Il en conçoit une vraie appréhension pour les dentistes. En 1856, alors à Milton Station (Humbolt) dans l'Illinois, il s'arrête au cabinet dentaire du Dr Wesley Wampler qui lui enlève une dent. En 1862, souffrant d'une rage de dent, il consulte le Dr G. Wolf qui a son cabinet proche de l'église où il se rend à Washington. Alors que le dentiste s'apprête à lui extraire sa dent, Lincoln lui demande d'arrêter. Il sort une bouteille de chloroforme, l'inhale plusieurs fois et, endormi, donne le feu vert au praticien pour qu'il opère. L'extraction de la dent se fait sans douleur. Une lettre écrite par J. Littlefield à W. Herndon, le 11 décembre 1866, révèle que : *« M. Lincoln, un soir de 1862 à la Maison blanche, a souffert à cause d'une dent qui venait d'être arrachée. En dépit de cette douleur qui l'a affligé, il bavardait avec humour avec, ça et là, un éclair de logique qui montrait qu'il a compris la situation. »* Il y a eu d'autres visites chez des

---

[31] Cf. Riaud Xavier, « Abraham Lincoln (1809-1865) et le mystère de ses dents », in *Indépendentaire*, octobre 2012, n° 101, pp. 114-115.

dentistes, mais aucune trace n'en subsiste. Il a pu consulter le Dr Josiah Crawford, médecin près de Gentryville, dans l'Indiana, qui réalisait des extractions chez ses patients. Le Dr A. French a admis avoir soigné des membres de la famille de Lincoln. Ses fiches ne signalent pas qu'il a reçu le futur président à son cabinet. Il ne faisait des fiches que pour les patients qui ne le payaient pas.
Quant à son aspect physique, le rapport d'autopsie ne dit rien sur ses dents. Sur les 119 photos prises de Lincoln, aucune ne montre ses dents. Ne sourit-il pas parce qu'il a honte de les montrer ? Deux éléments affirment que non. Les photos sont prises à l'époque dans une posture qui n'autorise pas le sourire. Outre sa fonction présidentielle lourde de responsabilités, surtout en période de guerre, Lincoln souffre de dépression chronique. Il aurait eu une lèvre inférieure très grosse et une supérieure, fine. Cela traduirait-il des absences dentaires ? Il aurait eu aussi une bosse sur la joue droite. Bien établie à Washington en 1860, la dentisterie ne l'est pas dans l'Illinois ou l'Indiana. Il n'a donc pas été chez les dentistes souvent. Il aurait eu de bonnes dents. Il a grandi près de points d'eau dans l'Indiana et dans le Kentucky qui sont très riches en fluor (> 1 ppm). A propos de son hygiène dentaire, il a été vu achetant une brosse à dents en juin 1843 et une autre, le 18 mai 1853. En 1862, dans le *New York Times*, paraît une publicité pour un dentifrice approuvé par Mme Lincoln alors qu'elle est à la Maison blanche. Ce type de pratique était usuel.
Lincoln mange peu et sa nourriture ne comprend pas de sucres responsables des caries. Il mange sans frugalité. Il n'a pas d'attirance pour les desserts. Il ne fume pas et ne boit pas. Bref, son alimentation est dénuée d'aliments cariogènes.

Chapin Harris et Horace Hayden, des pionniers

Harris naît le 6 mai 1806, à Pompey, dans l'Etat de New York. En 1824, il exerce la médecine et la chirurgie à Greenfield. En 1828, il s'oriente vers la dentisterie et en 1833, il est un étudiant de Hayden, qui officie à Baltimore[32]. Diplômé par la Faculté de médecine et de chirurgie du Maryland, débute, pour lui, une pratique itinérante dans le sud des USA. En 1835, il se fixe à Baltimore. En 1838, il reçoit un doctorat de médecine d'honneur du Washington Medical College. En 1839, il crée, avec Hayden, le 1er journal dentaire au monde, l'*American Journal of Dental Science* publié à Baltimore. Il en est le rédacteur en chef jusqu'en 1860. Y paraissent mensuellement, le 1er de chaque mois, des articles techniques et chirurgicaux avec des croquis de dentistes. La revue comprend 48 pages par numéro. Y figure aussi une biographie de ses auteurs. Elle coûte 5 $ pour 2 exemplaires des 12 annuels qui constituent 1 volume. Elle est envoyée dans 4 villes (Boston, Philadelphie, New York et Baltimore). La revue gagne une notoriété qui dépasse les frontières. Des Canadiens y publient des articles. Après une 1ère tentative infructueuse, il fait signer une pétition aux notables de Baltimore pour la création d'une école dentaire, 1ère au monde. Associé à Hayden, il la fonde en 1839, suite à un décret de l'Assemblée générale du Maryland. Il en est le 1er doyen et enseigne comme professeur de dentisterie opératoire. A la mort de Hayden, il en devient le 2nd président. En 1839, il publie *L'art dentaire : traité pratique de chirurgie dentaire* réédité en 1845, sous le titre *Principes et pratiques de la chirurgie dentaire*. 11 autres éditions suivent. En 1840, il est un des

[32] Cf. Riaud Xavier, « Chapin Harris et Horace Hayden : des pionniers », in *Indépendentaire*, novembre 2012, n° 102, pp. 102-103.

fondateurs de l'American Society of Dental Surgeons (ASDS) avec Hayden. Secrétaire, il en est le président en 1844.
En 1842, il publie un livre consacré aux *Maladies du sinus maxillaire*. En 1849, il fait paraître un *Dictionnaire des sciences dentaires*, réédité 5 fois. Il obtient son DDS en récompense de son travail pour l'ASDS. En 1854, il est docteur honoris causa du Collège dentaire de Philadelphie. Harris meurt le 29 septembre 1860.
Hayden naît le 13 octobre 1769, à Windsor, dans le Connecticut. En 1800, il exerce la dentisterie à Baltimore, dans le Maryland. En 1810, il est diplômé de la Faculté de médecine et de chirurgie du Maryland. En 1812, lorsque survient la guerre anglo-américaine, il sert au début comme simple soldat dans le 39ème régiment d'infanterie du Maryland. Plus tard, il officie en tant qu'assistant chirurgien. Entre 1819 et 1825, Hayden enseigne la dentisterie au sein de l'université du Maryland, la 1ère du Nouveau Monde. Il est l'un des créateurs de l'Académie des sciences du Maryland. Il en est le président en 1825. En 1820, il publie le 1er traité de géologie connu aux USA. Il découvre une nouvelle pierre appelée Hadenite. En 1837, il est docteur honoris causa du Collège Jefferson de Philadelphie et en 1840, de l'université du Maryland. Hayden meurt le 25 janvier 1844.
En 1840, l'ASDS est fondée par les 2 hommes. En 1856, l'ASDS est dissoute suite à une controverse sur l'amalgame dentaire. En 1856/1857, Harris préside l'American Dental Convention, qui est un échec. En 1859, à Niagara Falls, 26 dentistes fondent la National Dental Association (NDA). Avec la déclaration de guerre (1861), les Sudistes quittent la NDA. La Southern Dental Association est créée en 1869 et cette séparation professionnelle se poursuit jusqu'en 1897. La NDA n'est rebaptisée American Dental Association (ADA) qu'en 1922. L'*American Journal of Dental Science* devient le *Journal of the ADA*.

Le coup de gueule de Maurice Roy

Maurice Roy naît le 24 décembre 1866. A 14 ans, il entre dans un laboratoire dentaire, en tant qu'apprenti mécanicien[33]. Il s'inscrit à l'Ecole dentaire de Paris en 1884 et obtient son diplôme en 1886. En 1900, il est professeur titulaire. Il réussit son baccalauréat. Il entame alors des études de médecine. Pour subvenir à ses besoins, il exerce en tant que dentiste. Il est exempté de service militaire pour myopie. Il peut se consacrer à la rédaction de sa thèse soutenue en 1894.

Lorsque l'Affaire Dreyfus éclate, au cri *« J'accuse... »* de Zola paru en 1898, il signe la pétition militant pour la réhabilitation du capitaine.

Ayant contribué à la création de la Fédération dentaire internationale (FDI) en 1901, il devient membre de son comité exécutif en 1904, puis vice-président en 1911. Il est réélu à cette fonction en 1936. Il fonde en 1902, la Société coopérative des dentistes de France qui fournit en matériel les praticiens du pays. En 1914, il crée le Comité de secours des blessés des maxillaires et de la face. Il se dévoue sans compter, établit des protocoles de chirurgie et de réhabilitation prothétique, repris par d'autres centres. En 1915, il crée l'Aide confraternelle aux dentistes français et belges victimes de la guerre. En 1923, il prend la direction de la revue *L'Odontologie*. Roy en fait un acteur incontournable de la dentisterie de l'époque. Tous les thèmes sont étudiés avec objectivité. En 1928, il quitte l'Assistance publique.

Le 28 juillet 1933, lors du congrès de la FDI à Edimbourg, après un discours tonitruant de Georges Villain, son président et ami, fustigeant les crimes nazis et souhaitant aider les dentistes

---

[33] Cf. Riaud Xavier, « Le coup de gueule de Maurice Roy », in *Indépendentaire*, décembre 2012, n° 103, p. 98.

juifs allemands en grande détresse, Roy fait adopter par le comité exécutif, cette motion : « *Le conseil exécutif de la FDI, dûment rassemblé en session à Edimbourg, le 28 juillet 1933, considérant uniquement la protection des droits acquis par les dentistes du monde entier par leurs diplômes accordés par des autorités compétentes dans leurs pays respectifs, déclare qu'en aucun cas, une question de race, de religion ou de politique ne peut restreindre la liberté et l'exercice de la profession de nos collègues dûment qualifiés. De même, aucune restriction ne peut leur être imposée qui pourrait les pousser à des manquements quant à leurs obligations morales, et professionnelles.* » Après avoir tout fait pour aider leurs confrères, sans succès, c'est à l'unanimité que le bureau adopte ce texte, moins les Allemands qui se retirent de la FDI. En 1936, lors du congrès de Vienne, Roy reçoit, pour ses travaux, la plus haute distinction, le prix Miller, attribuée par les 33 pays membres du comité exécutif, dont l'Allemagne. Cette année-là, il reçoit aussi la Légion d'honneur.

Conspués au congrès de 1938, les Allemands sont absents au congrès de Zurich de 1939.

Alors que le pays est occupé, Roy cache, chez lui, des aviateurs et des résistants. Devenu directeur de l'Ecole dentaire de Paris, il y interdit le port de l'étoile jaune, ce qui aurait pu lui valoir d'être arrêté par la police pétainiste. Lors d'un congrès à Paris, il quitte la séance inaugurale au moment où les Allemands apparaissent, ce qui provoque un tollé retentissant. Alors que les exigences de ceux-ci se font pressantes, il cesse son activité en cabinet en 1942, mais conserve ses fonctions à l'Ecole dentaire, au journal *L'Odontologie* et à la Coopérative jusqu'à sa mort. Ses convictions lui valent des articles injurieux dans le journal de l'Occupation, *Je suis partout*. Soupçonné par la Gestapo, il ne déplorera que des visites de routine. Maurice Roy meurt le 5 janvier 1947.

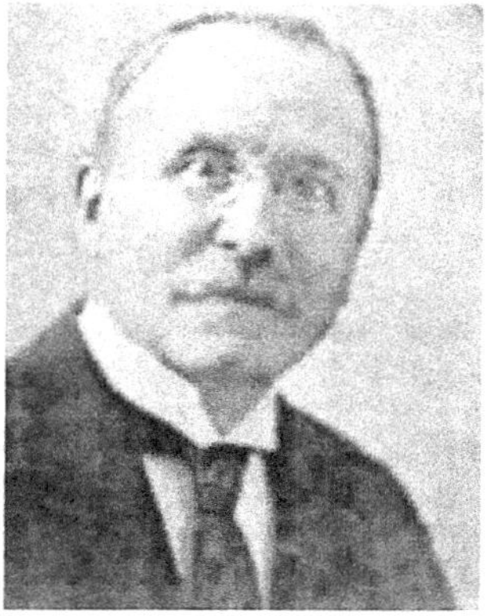

Maurice Roy (1866-1947)[34].

[34] Cf. Roy Nicole, communication personnelle, Paris, 2011, © Nicole Roy.

Napoléon II et ses dents

Né en 1811, fils de Napoléon Ier et de Marie-Louise d'Autriche, il devient roi de Rome. Sa bouche est belle et en arc[35]. A Saint-Cloud, Napoléon demande à Mme de Montesquiou si son fils se porte bien. La gouvernante répond : *« Il se montre grognon, pleure. Ses dents le tourmentent... »* Le 25/10/1811, le *Moniteur* annonce : *« [Le] Roi de Rome est à Saint-Cloud depuis le retour de Compiègne ; sa 1ère dent de lait vient de percer. Le travail de la dentition s'est fait sans occasionner aucune altération de sa santé. »* Au retour d'un séjour en Belgique, Marie-Louise retrouve son fils *« bien fortifié, ayant 4 dents, mais maigre et pâle, ce qui provient de la dentition. »* L'Empereur, malgré sa campagne de Russie, demande des nouvelles de son fils à la gouvernante : *« J'espère que vous m'apprendrez bientôt que ses 4 dernières dents sont faites. »* Revenue de Dresde, Marie-Louise voit son fils à Saint-Cloud. *« Il a 15 dents, mais ne parle pas. »* En 1813, elle écrit : *« Il a toutes ses dents depuis 3 mois. »* De 1813 à 1814, l'Impératrice écrit à Napoléon où elle fait état des problèmes dentaires de son fils. 8/02/1814 : *« Il a eu une rage de dents ce matin, elle l'a faite souffrir pendant plus de 3/4 d'heure. Il a 2 dents gâtées, cela me désole. »* 25/02/1814 : *« Il a eu ce soir une rage de dent assez forte qui l'a fait souffrir, mais il n'y a pas de remède à cela, cela vient d'une dent gâtée. Dubois-Foucou parle de l'arracher, mais il n'y aura jamais moyen de le déterminer à cette opération, car quand on lui parle de mettre du coton dans la dent, il pousse des cris affreux. »* 27/02/1814 : *« Il étoit grognon, je l'ai attribué à son mal aux dents qui le prend souvent... »* 28/02/1814 : *« Il a encore un peu de malaise hier*

[35] Cf. Riaud Xavier, « Napoléon II et ses dents », in *Indépendentaire*, février 2013, n° 105, pp. 88-89.

soir, mais cela n'a été l'affaire que d'une ½ heure. » 29/02/1814 : Il ne souffre plus. 02/03/1814 : « *Ce matin, ses dents le tourmentent, il a des rages de dents à chaque instant, je crains que ses dents gâtées ne lui préparent de longues souffrances.* » 03/03/1814 : « *Je crois que sa petite indisposition est guérie, pourvu que ses vilaines dents le laissent en repos, car elles l'ont fait souffrir depuis quelque temps.* » 13/03/1814 : « *Il a eu des rages de dents dans la journée, mais ce soir, il se porte bien.* » 14/03/1814 : « *Ses rages de dents sont passées.* » 16/03/1814 : « *Il a toujours mal aux dents.* » 18/03/1814 : « *Ton fils souffroit des dents, nous avons découvert que souvent, il se plaignoit sans avoir un mal réel, mais depuis que je lui ai déclaré que la promenade étoit fort contraire aux fluxions et que l'on seroit obligé de l'en priver, son mal a disparu d'un coup, envolé, et il n'en est plus question ce soir.* » 20/03/1814 : « *Ton fils a encore des rages de dents, mais ce sont des dents gâtées qui le feront souffrir souvent.* » 25/03/1814 : « *Il a parlé plusieurs fois de ses maux de dents, mais comme il s'en plaignoit tout en riant, je n'y avois pas ajouté grande foi, car l'expérience a prouvé que c'étoit probablement un prétexte, sinon un tour d'espiègle.* » 03/08/1814 : « *Il ne s'est jamais mieux porté qu'à présent ; excepté les maux de dents qui le tourmentent.* » En juillet 1817, la baronne de Montet écrit du jeune prince : « *C'est dommage que ses dents soient noires et affreuses.* » Il a un menton fort, propre aux Habsbourg. Enfin, l' « Etat B » du testament de l'Empereur écrit le 24/04/1821, à Longwood, stipule : « *Je donne à mon fils le nécessaire d'or, pour les dents, resté chez le dentiste.* » A la mort de l'Aiglon, en 1832, des rumeurs auraient couru sur son empoisonnement par le dentiste autrichien Carabelli, lors de ses soins, à la demande de Metternich.

Sainte Apolline

Fêtée le 9 février, sainte Apolline est la sainte patronne de tous les dentistes et de ceux qui ont mal aux dents. Née d'une famille de riches dignitaires, elle est vierge lorsqu'elle est torturée lors de la 7ème persécution d'Alexandrie en 249 ap. J.-C. Sur ordre de Decius (201-251), empereur romain, ses bourreaux la frappent au visage avec un bâton, puis lui font sauter les dents avec un marteau et un ciseau[36]. Une fois le bûcher allumé, ils menacent de la brûler vive si elle n'abjure pas sa foi en Dieu. Refusant cela, elle se jette dans le feu. Elle aurait prononcé une prière à Jésus avant de mourir. « *Que tous ceux qui feront mémoire avec dévotion de l'intensité de la douleur que j'éprouve ne ressentent jamais ni douleurs de dents, ni douleurs de tête.* » Un ange lui aurait signifié que sa prière était exaucée.
Elle est présente partout en Europe, mais elle est plus priée au nord-ouest de la France.
Dans la Manche, à Sainte-Eugienne, des épingles sont piquées dans les jambes et sur la jupe de sa statue qui porte à son bras gauche un chapelet de molaires. A Pontmain, en Mayenne, les pèlerins les piquent sur les joues de la statue où ils ressentent la douleur. A Agneaux, dans le canton de Saint-Lô, une prière est faite et la statue est touchée par les enfants. Dans le Calvados, à Notre-Dame-de-Livaye, une sainte Marguerite est priée comme une Apolline. Les mères présentent leurs enfants et laissent les bavoirs dans ses bras. A Ablon, près de Honfleur, à Couvains, dans l'Orne, et à Canapville, dans le canton de Pont-L'Evêque, elles prient, mettent un cierge, célèbrent des messes et déposent un linge du bébé. Dans l'Eure, à Plessis, elles prient et accrochent des rubans de la couleur de la layette du petit aux

---

[36] Cf. Riaud Xavier, « Qui est sainte Apolline ? », in *Indépendentaire*, mars 2013, n° 106, p. 92.

poignets de la sainte. Même culte à La Saussaye. Dans la Seine-Maritime, à Saint-Mards, la statue a une pince où sont déposés des rubans avant d'allumer un cierge. A Ouville-la-Rivière, la croix d'Apolline est recouverte de rubans multicolores déposés par les mamans. Même chose sur la statue décapitée d'Aubermesnil-Beaumais et à Quièvrecourt.
En Bretagne, elle est invoquée pour la guérison des maux de dents et lors de la pousse des 1ères dents chez le bébé. Dans les Côtes-d'Armor, à Trémorel, dans la chapelle des Treize-Chênes, fleurs, cierges et rubans la distinguent. Dans le Finistère, la statue de Saint-Pol-de-Léon est appelée à l'aide. En Ille-et-Vilaine, à l'église d'Amanlis, à Chauvigné, et à Landavran, près de Vitré, son culte est toujours vivant. En Loire-Atlantique, à Couffé, elle est invoquée à Saint-Symphorien, ainsi qu'à Saint-Père-en-Retz, où la statue est touchée par les petits. Dans le Morbihan, à Lanouée, la sainte est vue dans la chapelle Saint-Mélec de Pomeleuc. A Languidic, dans la chapelle Notre-Dame-des-Grâces, et à Pontivy, dans la chapelle Notre-Dame-de-la-Houssaye, le soulagement des maux de dents y est demandé. A Saint-Gérand, dans la chapelle de Saint-Drédeno, elle est éclairée par des cierges. A Treffléan, statue et église sont rue sainte Apolline. Une fontaine y existe où on peut se rincer les dents.
La jusquiame (latin : *dentaria*), ou herbe de sainte Apolline, voit sa graine utilisée contre le mal de dents. La gaufre dure de sainte Apolline, bénie par les curés, soulage les rages de dents. 5 *Pater* et 5 *Ave Maria*, 1 signe de croix sur la joue, avec le doigt, en face du mal ressenti guérissent le malade (Champagne-Ardenne). Des prières à la sainte sont faites en France, mais aussi en Italie, Espagne, Belgique et aux Antilles. De nombreux rites existent (cloche-pied autour d'un arbre, clou dans la statue, jeûne, ...).

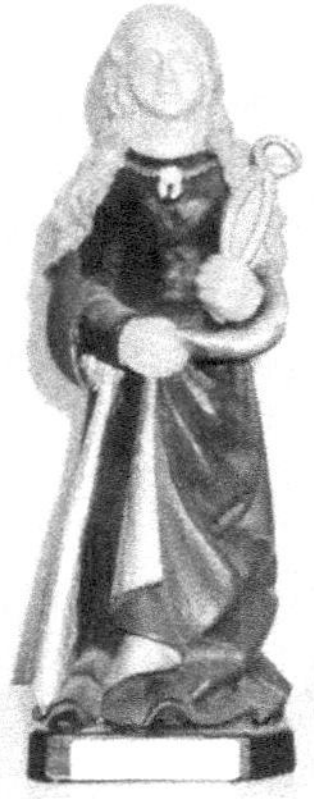

Sainte Apolline[37].

[37] Cf. Riaud Xavier, collection privée, Nantes, 2005.

La dent d'une reine

En 1479 av. J.-C., Thoutmosis II meurt après un règne très court. Son successeur, Thoutmosis III, n'est pas le fils de la grande épouse royale, Hatshepsout. Reine-pharaon, elle est la 5ème à régner dans la XVIIIème dynastie de l'Egypte antique[38]. Une corégence s'installe avec le jeune roi. Elle se présente comme grande épouse royale et épouse du dieu Amon. En l'an 7 du règne du jeune monarque, la reine coiffe les couronnes royales et adopte les attributs de la royauté. Très vite, elle proclame qu'elle est la fille d'Amon-Rê, le chef du panthéon égyptien, qui l'aurait choisie pour lui succéder. Elle s'assied sur le trône aux côtés de Thoutmosis III sans le remplacer. Une seule fonction royale demeure. Elle forme le roi à assumer sa charge future. Ce dernier devient un remarquable chef de guerre. Bâtisseuse, ses dernières attestations remontent à l'an 20. A sa mort, Thoutmosis III organise ses funérailles. En l'an 42-43, il ordonne l'effacement de toutes les images la représentant dans les temples. Son nom disparaît. Elle aurait régné pendant 22 ans.

Son tombeau, situé dans la Vallée des Rois, près de Thèbes, est exploré en 1903, par Howard Carter (1874-1939), égyptologue britannique qui a découvert Toutankhamon. Ce lieu est baptisé KV20. Il est trouvé vide. Le corps de la reine demeure introuvable. Zahi Hawass, directeur du Conseil supérieur des antiquités égyptiennes, mène une enquête pour retrouver sa momie. Il entame sa recherche en visitant une tombe en face de la KV20, la KV60. Visitée par Carter en 1903, elle contient 2 momies de la XVIIIème dynastie : une petite, identifiée comme étant celle de la nourrice royale, Sitre-In, et une autre obèse.

[38] Cf. Riaud Xavier, « La dent d'une reine », in *Indépendentaire*, avril 2013, n° 107, pp. 82-83.

Zahi se retrouve face à une caisse qui ne renferme que la dépouille de la femme obèse. Il la déplace jusqu'au musée du Caire pour l'étudier en détail, la momie de la nourrice y étant déjà. L'équipe se remémore l'existence de 2 autres momies non identifiées, trouvées dans le temple de Deir el-Bahari (DB320). L'endroit, fouillé au XIXème siècle par le département d'Antiquités égyptiennes, cache des momies de pharaons de plusieurs dynasties dont Ramsès II. 2 dépouilles baptisées *Unknown woman A* et *Unknown woman B* y sont accompagnées d'un vase frappé du nom d'Hatshepsout. Les 2 corps ont été oubliés dans le musée du Caire. La confrontation entre les 4 momies est possible. Une reconstitution en 3D est faite par le Dr Selim, radiologue, et le Dr Amer. Chaque portrait est comparé à celui créé selon les données récupérées sur les corps de Thoutmosis I, II et III. Les corps du site DB320 sont écartés. Des analyses ADN sont alors faites. Sans succès. Hawass se rappelle alors du vase funéraire avec le cachet de la reine. Il est passé au scanner. Le fragment d'une molaire y est relevé. Or, l'une des 2 momies a une mauvaise dentition. Le Pr El-Beheri, orthodontiste à la Faculté dentaire du Caire, procède à l'étude des scanners du visage, compare les dents et le fragment. Il arrive à la certitude que le morceau trouvé dans le vase de la cache DB320 appartient bien à une molaire de la mâchoire de la dame obèse du tombeau KV60. Ce morceau de dent serait large de 1,6 cm pour un espace de 1,7 cm. Hatshepsout est identifiée. Elle serait morte alors qu'elle avait environ 50 ans. L'annonce officielle de sa découverte est faite le 27 juin 2007.

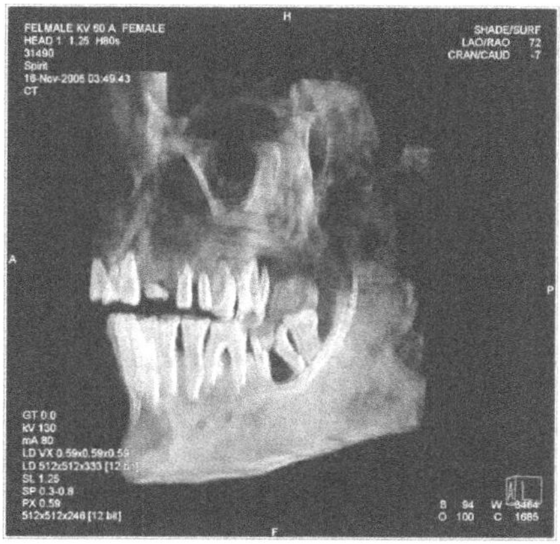

Scanner de la femme obèse du tombeau KV60 identifiée comme étant la reine Hatshepsout qui révèle l'absence d'une molaire, mais la persistance de sa racine[39].

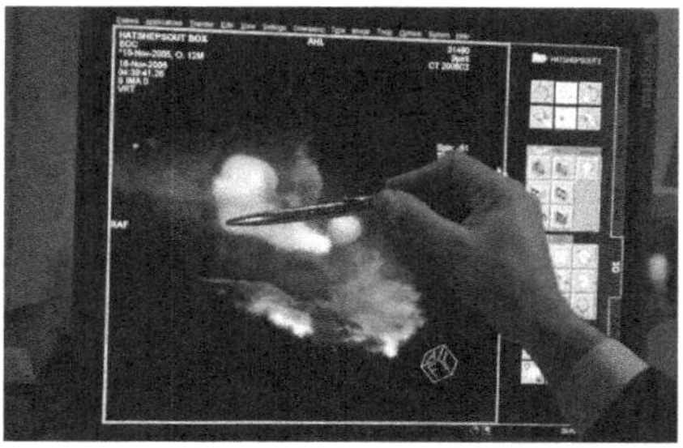

Une molaire sans racine a été trouvée dans le coffre contenant le foie d'Hatshepsout qui est passé au scanner[40].

[39] Cf. The Supreme Council of Antiquities, *Egyptian Mummy Project*, Dr Zahi Hawass, director, Cairo, Egypt, 2008.
[40] Cf. The Supreme Council of Antiquities, *Egyptian Mummy Project*, Dr Zahi Hawass, director, Cairo, Egypt, 2008.

Identification médico-légale d'Eva Braun (1912-1945)

Eva Braun rencontre Hitler en 1929. Elle emménage au Berghof en 1936. En 1943, elle accède aux fonctions officielles[41]. En avril 1945, elle rejoint Hitler à Berlin. Elle se marie avec lui, le 29 avril et se suicide le 30. Son corps est trouvé le 3 mai, par le Smersh, services secrets russes, avec celui de son mari et 11 autres, et autopsié le 8. Le 10 mai, le Smersh envoie un rapport à Moscou, qui conclut à l'identification des 2 derniers corps, comme étant ceux d'Eva Braun et d'Hitler.
En 1966, Lew Besymenski, attaché culturel russe en Allemagne de l'Ouest, publie un livre intitulé *La mort d'Adolf Hitler*. Dedans, il y a une photographie d'un bridge issu de la bouche du cadavre n°13, qui a été identifié par l'assistante et par le mécanicien dentaire d'Hugo Blaschke, le dentiste d'Hitler, le 9 mai. Le dentiste allemand le décrit dans ses notes remises aux Américains fin 1945. Il n'y a aucune raison de douter de ses témoignages. Mais, il n'y a pas de document ante-mortem concernant la bouche d'Eva Braun. Des experts, pas tous, considèrent que cette photo est une preuve de l'identité du cadavre n°13. En 1981, lors du congrès de l'Association internationale d'identification en odontologie médico-légale, un expert émet des doutes sur l'identification d'Eva Braun. Aussitôt, les Drs Ferdinand Strøm, père de l'odontologie médico-légale dans les pays scandinaves, et Søren Keiser-Nielsen, son élève, décident d'étudier le dossier. Ils se rappellent la photo dans le livre de Besymenski qui présente le bridge et, à sa droite, *« une pièce de métal jaune (or) de forme irrégulière mesurant 6 cm x 3 cm (sûrement un plombage). »* Les 2 hommes décident de voir ce plombage comme une pièce à conviction. Ils sont persuadés qu'il s'agit d'une obturation en

[41] A paraître.

or. La dent est une prémolaire supérieure posée sur le bord d'un bassin, surface occlusale face à l'objectif. Lors de sa captivité, Echtmann, le prothésiste, a fourni aux Soviétiques, une déclaration descriptive avec des schémas. Les 2 hommes sont fascinés par ce rapport. Son croquis du côté gauche montre que la 1ère molaire (26) est absente et que la 2nde molaire (27) a été taillée pour poser une couronne en or, avec un élément jumelé pour combler l'édentement, qui n'a jamais été scellée. Pour éviter un mouvement de bascule à la mastication, une attache sur la dent devant l'édentement a été faite. Echtmann la signale sur son croquis. Ce bridge devait être livré après le 19 avril 1945, mais Blaschke, ayant quitté Berlin, n'a pu le faire. Les Russes ont trouvé cette prothèse dans la clinique dentaire du sous-sol de la Chancellerie du Reich. Sur le 2nd dessin, la 2nde prémolaire gauche présente une obturation orientée vers l'espace vide. Le prothésiste précise : *« Flèche I montre le plombage en or pour le bridge posé chez Mlle Braun début avril 1945, par le Pr Blaschke, que j'ai fabriqué. »* Le dossier ne décrit pas d'autre cavité. Avec des dents naturelles (une 27 et une 26), les 2 experts reproduisent le bridge en sectionnant leurs racines et en limant les faces linguales. Les 2 dents sont solidarisées par de la cire simulant un double pont. Le résultat est à une taille similaire de celle de l'original. Ils utilisent une 2nde prémolaire où ils réalisent une cavité obturée avec de la cire. Ils y creusent une entaille pour l'attache du bridge. Ce matériau est retiré et placé à côté du bridge face triturante tournée vers un objectif photo. Après examen de la photo et comparaison avec celle fournie par Besymenski, il résulte que les tailles sont très proches. L'identification d'Eva Braun est corroborée.

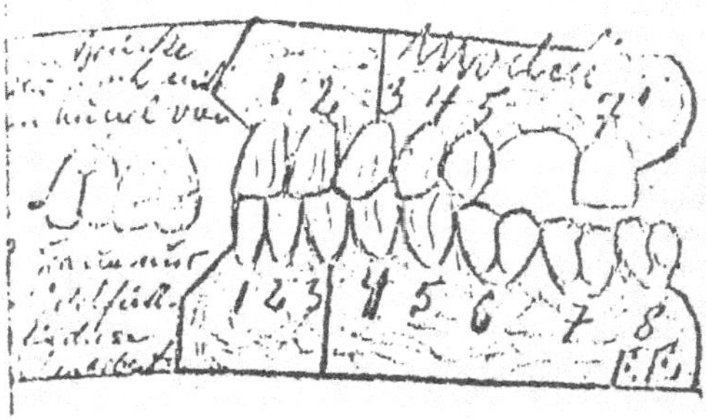

Dessin d'Etchmann du côté gauche des dents d'Eva Braun[42].

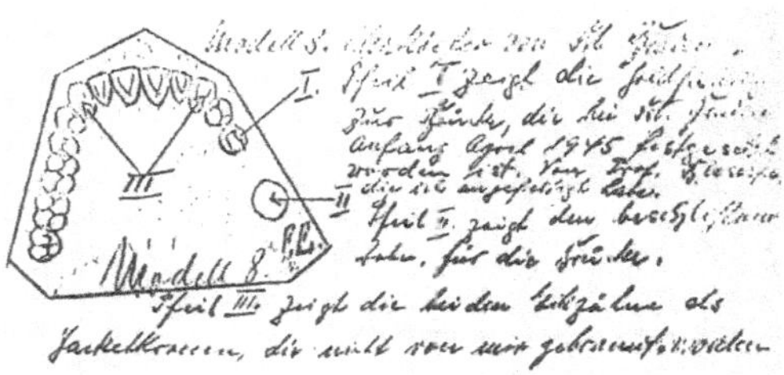

Croquis réalisé par Etchmann de l'arcade supérieure d'Eva Braun (les dents sont vues par leurs faces triturantes)[43].

[42] Cf. Keiser-Nielsen Søren, *Teeth that told*, University Press, Odense, 1992.
[43] Cf. Keiser-Nielsen Søren, 1992.

Thomas W. Evans, un dentiste américain à Paris

Thomas naît le 23 décembre 1823. En 1841, Evans devient un étudiant du dentiste de Philadelphie, le Dr John de Haven White[44]. Il ouvre un cabinet à Baltimore, dans le Maryland, puis à Lancaster, en Pennsylvanie. En 1847, il acquiert une certaine notoriété par la démonstration qu'il fait d'une nouvelle technique de plombage en or à l'exposition annuelle de Philadelphie. Il gagne le premier prix, mais fait aussi la rencontre du Dr John Clark, un médecin de Paris en retraite. Clark est convaincu qu'un dentiste aussi doué qu'Evans ferait sensation à Paris. En novembre 1847, Evans s'installe dans la capitale. Il s'associe avec un dentiste américain, le Dr Starr Brewster qui a de nombreux patients dans l'aristocratie française. Un jour, Brewster qui soigne Napoléon III est convoqué auprès de l'Empereur. Il ne peut s'y rendre et envoie Evans à sa place. A compter de ce jour, ce dernier devient le dentiste attitré des familles royales européennes. Il gagne l'amitié de Napoléon qui le nomme dentiste officiel de la Cour en 1853, puis membre officiel de son conseil. Il soigne l'Empereur jusqu'à sa mort qu'il voit en consultation 2 fois par semaine, celui-ci souffrant de parodontite et d'hyperesthésie dentinaire. En 1854, il reçoit la Légion d'honneur dont il devient commandeur en 1871. En 1861, Evans est membre de la Commission sanitaire des Etats-Unis. Thomas sauve la vie du prince Frédéric, héritier du trône d'Allemagne. Ce dernier atteint d'un cancer de la gorge s'étouffe. Ses médecins ne font rien pour lui. Evans réalise une trachéotomie et insère dans la gorge une canule qui prolonge la vie du monarque de 90 jours. C'est dans son cabinet dentaire qu'est remarquée, pour la 1ère fois, la future impératrice Eugénie. Déjà missionné pour

[44] A paraître.

rencontrer une prétendante du futur empereur, sur son ordre, alors que la Cour française penche pour le Sud, Evans se rend en 1864, aux Etats-Unis, pour rencontrer Lincoln et ses généraux. A son retour, son rapport dissuade Napoléon III, puis les Anglais, d'intervenir dans le conflit civil qui déchire l'Amérique de 1861 à 1865, la guerre étant perdue pour le Sud. Il est un grand soutien d'Henri Dunant dans sa ratification d'une Convention de Genève par tous les Etats en 1864 et dans sa création de la Croix-Rouge internationale. Membre de son Comité international, il finance et organise une ambulance américaine lors du siège de Paris, en 1870.
Du 4 au 8 septembre 1870, suite à la défaite française face aux Allemands, le dentiste sauve l'impératrice Eugénie, qui se réfugie chez lui. Il l'emmène jusqu'à Deauville, présentée comme une patiente du Dr Edward Crane, l'associé d'Evans, où elle embarque pour l'Angleterre. En 1879, Evans identifie, par ses plombages en or, le corps du fils de Napoléon III, tué au cours d'une embuscade, dans la guerre contre les Zoulous, qui a reçu de face, 17 coups de sagaies. A la demande de Napoléon III qui doit partir en exil suite à sa capitulation de 1870, Evans prend en charge l'éducation de son enfant illégitime, Arthur Hugenschmidt (1862-1929). Disciple, associé, puis successeur, Hugenschmidt devient un grand dentiste de la capitale directement impliqué dans le rattachement de l'Alsace-Lorraine lors du Traité de Versailles de 1919.
Thomas W. Evans meurt à Paris, le 14 novembre 1897. Il est enterré à Philadelphie. Il reçoit les plus hautes distinctions de toutes les Cours européennes. Son héritage sert à l'établissement d'une école dentaire au sein de l'université de Philadelphie, aux USA. L'inauguration du Thomas W. Evans Museum and Dental Institute a lieu en 1915.

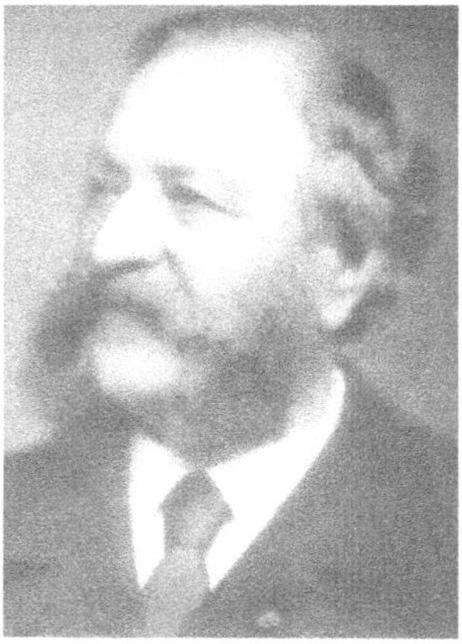

Docteur Thomas W. Evans (1823-1897)[45].

[45] Cf. Collections of the University of Pennsylvania Archives, communication personnelle, Philadelphie, USA, 2005, © University of Pennsylvania.

Georges Paulin (1902-1942), dentiste et héros de la Résistance

Georges Paulin naît à Paris en 1902. Il est surdoué et dessine très bien[46]. En 1918, sa mère est tuée dans les bombardements de la capitale. Prothésiste dentaire, il reprend ses études pour devenir dentiste. Diplômé de Garancière, cette activité professionnelle ne lui sert qu'à financer sa passion. En 1931, Paulin invente le coupé/cabriolet avec le carrossier Marcel Pourtout dont il devient le styliste. Il abandonne son cabinet dentaire. Il crée le système *Eclipse* de motorisation du toit pour lequel il dépose son 1er brevet. Les 2 hommes produisent une variété de marques, de modèles et de voitures carrossées assez exceptionnelle. Sa notoriété étant plus grande chaque jour, il élabore des roadsters Peugeot Darl'mat, dont 2 d'entre eux brillent au Mans, en 1937 et en 1938. Paulin est perçu aujourd'hui, par les spécialistes, comme le plus grand styliste automobile de l'entre-deux guerres. Fin 1939, il accepte de devenir ingénieur conseil et aérodynamicien chez Roll's Royce/Bentley. En 1940, les bombardements allemands mettent un terme à leur collaboration. Le 18 juin 1940, il s'engage auprès de ses amis anglais à résister et à ne pas se rendre. En 1940, en zone non occupée, il rencontre Walter Sleator, agent au MI6, qui dirige le réseau *Phill* depuis Madrid et fournit le 1er poste émetteur pour Londres. 14 personnes y relèvent les plans ou les effectifs des bases de la Luftwaffe. Les données sont transmises à Londres pour les bombardiers. Ils n'ont aucun secours à espérer et exécutent leurs missions en dépensant leur propre argent. Ils reçoivent, pour la 1ère fois, des fonds d'Angleterre, à la fin 1941. En mars 1942, les usines Renault à Boulogne-Billancourt sont les cibles des bombardiers de la

[46] A paraître.

RAF qui les anéantissent, grâce à Paulin et ses amis. Pour couvrir ses activités, Georges, qui a été dentiste, entre en novembre 1940, au service de Durren-Berger, dentiste français qui parle allemand et qui soigne les membres de l'ambassade d'Allemagne. Avant la guerre, Durren-Berger est un agent du 2ème bureau de l'armée française. Il continue jusqu'en 1942, sa mission pour le 2ème bureau de Vichy. Ses informations sont transmises aux Anglais. Il ignore l'activité d'espionnage de Paulin. De même, Paulin, celle de Durren-Berger. Les agents du réseau *Phill* viennent au cabinet de Paulin. Dans une statue creuse du cabinet de Georges, sont déposées les informations, à l'insu des nazis. Sur dénonciation, ils sont arrêtés en novembre 1941. Lafont, le chef de la Gestapo française de la rue Lauriston, et ses acolytes se chargent de cette mission. Pour sauver sa vie, Durren-Berger livre toutes les fiches dentaires des membres du réseau *Phill* qui consultent au cabinet. 4 autres personnes sont arrêtées à cause de lui. Georges Paulin est violenté et ne dit pas un mot durant 8 jours d'interrogatoire. Aucun des résistants capturés n'a dénoncé ses compagnons encore libres, malgré les traitements inhumains qui leur ont été infligés. Ils sont jugés à Paris, le 20 mars 1942, et sont tous condamnés à mort. Pendant les 4 mois suivants, ils sont torturés sans cesse. Ils ne parlent pas. Paulin doit être plâtré au cou et au torse pour être attaché au poteau d'exécution. Avant de mourir, il laisse ses derniers mots : *« Ne me vengez pas, je vous aime. »* Ils sont tous fusillés au Mont-Valérien. En 1945, le dénonciateur, qui a perçu 400 000 francs par résistant livré, n'a jamais été inquiété. Durren-Berger est condamné à mort pour trahison, le 15 novembre 1945, gracié le 18 novembre, amnistié et libéré en 1951. De nombreux honneurs posthumes ont été rendus à Georges Paulin.

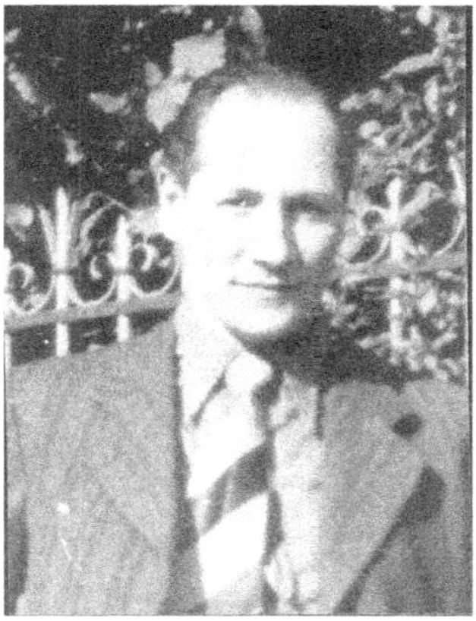

Georges Paulin (1902-1942)[47].

[47] Cf. Paulin Michel-Georges, communication personnelle, 2008, © Michel-Georges Paulin.

En quoi le fait de connaître l'histoire de l'odontologie peut nous permettre d'améliorer notre pratique ?

A la fin de mes études, j'ai voulu faire une thèse d'exercice différente des caciques usuellement présentés. Intitulée *Pathologie bucco-dentaire dans les camps de l'Allemagne nazie*, elle m'a amené à contacter de nombreux déportés[48]. Outre la vocation de soigner les gens que j'ai découverte à la rencontre de leur histoire, j'ai aussi appris l'humilité et la dévotion qui doivent animer toute personne soignante. La science médicale n'est pas une science exacte. Le jour de ma soutenance, à la Faculté dentaire de Nantes, le 20 mai 1997, un déporté a fait 300 km pour y assister, avec un sac de perfusion dans le bras. Bien que jeune docteur, je me suis senti très petit face à cet homme. J'ai compris alors que la vie peut briser tant de destins, suite à une catastrophe, un accident ou un conflit. Tout peut s'arrêter en un instant. Art Spiegelman, prix Pulitzer en 1992, n'affirme-t-il pas d'ailleurs : *« L'homme n'est qu'une goutte d'écume dans le flot de l'éternité »*.
A mon sens, ne pas connaître l'histoire de sa profession, c'est accepter l'idée de rester orphelin de sa science. En effet, comment apprécier à sa juste valeur les technologies les plus pointues sans savoir ce qui a conduit à les mettre en place, ni ceux qui les ont induites ? Comment pouvoir réactualiser une technique tombée en désuétude si aucune référence au passé n'est avancée ? Comment honorer la mémoire d'un bâtisseur ou d'un inventeur si la connaissance de sa vie demeure une nébuleuse ? Combien de patients ont pu être rassurés au cours d'un acte banal, ou traumatisant, par l'énoncé d'éléments historiques trop souvent méconnus ? J'ai pu mesurer la valeur de cet adage en racontant, à des patients, cette anecdote parmi

48 Cf. Riaud Xavier, « De l'histoire pour améliorer notre pratique », in *Indépendentaire*, octobre 2011, n° 91, p. 128.

d'autres. En 1610, Richelieu, excédé de voir ses convives se curer les dents à longueur de repas, avec leurs dagues, a ordonné que tous les poignards du palais soient émoussés. Le couteau de table à bout rond venait de voir le jour. Ainsi, j'ai pu calmer leur anxiété, j'ai pu les distraire en éveillant leur curiosité et j'ai pu établir un rapport humain entre eux, et moi, qui dépasse la simple relation patient-praticien, rendant plus facile le soin au final. Un peu plus d'humanisme, un peu moins de médecine comptable, pour une relation améliorée et plus saine avec nos malades…
En se référant au serment d'Hippocrate, l'histoire de l'art dentaire permet aussi de définir, sur un plan aseptique ou éthique tout du moins, des limites à ne pas franchir. Ainsi, nous nous lavons tous les mains avant de passer une paire de gants. Mais, qui a inventé ce mouvement si commun aujourd'hui ? Ignace Semmelweis (1818-1865), un obstétricien hongrois, cinquante ans avant Pasteur, a sauvé par ce simple geste, des milliers de vie de femmes enceintes. Ou encore d'où viennent les mots : *« Il faut le consentement libre et éclairé du malade »* ? Ils sont si évidents que personne ne les conteste, ni ne devine leur provenance dramatique. Pourtant, ils constituent l'article 1er des dix commandements devant régir toute expérimentation humaine, délivrés par le Tribunal de Nuremberg en 1947, lors du procès des médecins nazis. Qui connaît cela ne l'oublie plus jamais et s'applique à ce que cela soit parfaitement respecté au cours de son exercice médical.
De plus, si l'étude de l'histoire de l'odontologie permet de mieux connaître notre profession, elle contribue aussi à mieux connaître la maladie et à en dresser un portrait-robot, au cours des siècles. Si, un instant, nous considérons la carie notamment, mieux l'appréhender, c'est donc pouvoir mieux lutter contre. Ainsi, Urbain Hémard (1548 (?)-1592), chirurgien du cardinal Georges d'Armagnac, ambassadeur de François Ier à Venise, dans son livre *Recherche de la vraye anatomie des dents*, considéré comme le premier ouvrage sur les dents en France, paru en 1582, à Lyon, nous dit déjà : *« Que l'on soit soucieux d'empêcher que la viande (...) ne s'aigrisse point dans l'estomac. Qu'on se garde de vomir, tant qu'il sera possible éviter de manger choses gluantes (...) comme sucre, dragées, miel cuit, fromage rousti & autres viandes y compris les*

porreaux, le laict et les poissons salés. Nettier après le repas les dents de toutes saletez et ordures qui en mangeant s'attachent aux dents et gencives. » Par conséquent, la carie, son étiologie et sa prévention étaient déjà connues au XVIème siècle.
Pour beaucoup, l'histoire de l'art dentaire n'est rien ou quantité négligeable. Ils se trompent. En fait, elle est tout, parce que partout autour de nous, dans chaque protocole, chaque procédé employé pour soigner. L'ignorer, c'est, me semble-t-il, passer à côté de certains aspects de notre profession qui se révèlent fondamentaux. Auguste Comte (1798-1857), père de la sociologie en France, n'a-t-il pas raison quand il affirme avec conviction : *« On ne connaît véritablement une science que si on en connaît l'histoire »* ?

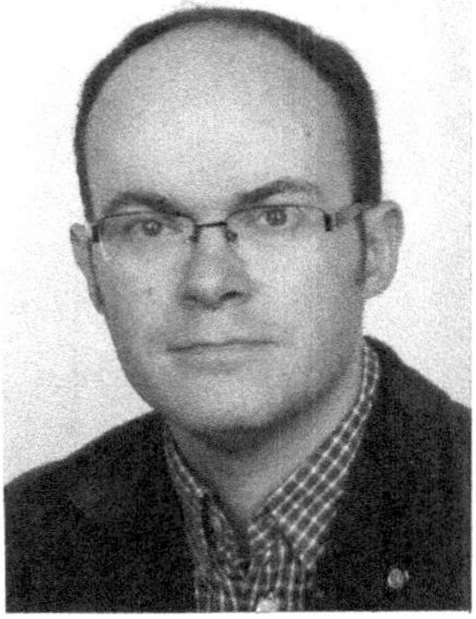

Docteur Xavier Riaud[50].

[50] Cf. Riaud Xavier, collection privée, Nantes, 2013, © Xavier Riaud.
Cette photographie est présente sur le site de l'Académie nationale de chirurgie dentaire et sur celui de l'Académie nationale de chirurgie, dans l'annuaire des membres.

Remerciements

Je tiens à remercier Mme Guylaine Masini, son équipe et la revue *Indépendentaire*, dont elle est la rédactrice en chef, pour leur soutien et leur amitié dans mon travail de recherches, et d'écritures depuis trois années maintenant.
Je tiens à dire merci à tous ceux qui me font l'amitié de soutenir mon travail et de croire en moi.
Enfin, je tiens à dire tout mon amour à ma femme et à mes enfants qui sont les soleils de ma vie.

Table des matières

Santé et Médecine aux éditions L'Harmattan

Dernières parutions

QUESTION (LA) DE L'EUTHANASIE
La loi Léonetti et ses perspectives
Hacpille Lucie - Préface de Jacques Ricot
L'émergence de la question de l'euthanasie est née dans le contexte de la bioéthique et des droits des patients. Dans cet ouvrage l'auteur choisit une approche herméneutique à partir des témoignages de personnes faisant l'expérience de situations existentielles extrêmes que sont la maladie grave, les handicaps lourds, mais aussi les expériences d'otages ou de rescapés des camps de concentration.
(21.00 euros, 214 p.) ISBN : 978-2-336-29082-9, ISBN EBOOK : 978-2-296-51545-1

ASSISTANCE (L') MÉDICALISÉE POUR MOURIR
Les soignants face à l'humanisation de la mort
Nkulu Kabamba Olivier
Depuis quelques années, les médecins sont confrontés à une demande croissante des patients en fin de vie réclamant que leur mort soit hâtée. Chaque sollicitation de l'aide médicale pour mourir place les soignants devant la problématique de l'humanisation de la mort qui, elle, engage de leur part la question fondamentale du «comment faire pour bien faire ?».
(Coll. Sciences et Société, 28.00 euros, 278 p.)
ISBN : 978-2-343-00065-7, ISBN EBOOK : 978-2-296-52986-1

UNE ÉTHIQUE POUR LE MALADE
Pour dépasser les concepts d'autonomie et de vulnérabilité
Benezech Jean-Pierre
L'éthique traditionnelle se fonde sur l'»autonomie» du sujet. Notre époque, elle, plébiscite la dimension de «vulnérabilité». Les soignants articulent souvent leur discours éthique sur ces thèmes. Mais pour une personne malade, ces deux concepts ne peuvent convenir pour construire une vie qui fait sens. Aussi, l'auteur propose le concept de la «personne étayée». Cette éthique originale constitue un nouveau paradigme, à rebours des valeurs antérieures, pour que chacun tente de tracer une vie « la moins mauvaise possible».
(Coll. Sciences et Société, 17.50 euros, 182 p.)
ISBN : 978-2-336-00857-8, ISBN EBOOK : 978-2-296-51645-8

LAZZARO SPALLANZANI (1729-1799)
Le père de la biologie médicale expérimentale
Lamendin Henri - Préface de Jean-Guy Ferrand. Préface du Docteur Robert Sire
Henri Lamendin retrace le parcours de Lazzaro Spallanzani, peu connu de la médecine contemporaine, pourtant considéré comme l'un des pères de la

biologie expérimentale. En effet, il fut l'un des premiers à avoir démontré ses dires après les avoir éprouvés dans une série d'expériences. Voici dressé un portrait juste et équitable d'un chercheur hors normes, qui a légué à la médecine une oeuvre dont la valeur n'a d'égale que la rigueur.
(Coll. Médecine à travers les siècles, 14.00 euros, 140 p.)
ISBN : 978-2-343-00129-6, ISBN EBOOK : 978-2-296-51591-8

ECLAIR CARMIN
Batteault Rémy
«J'ai connu Isabelle à la maternelle. Atteinte d'une maladie rare, elle devient peu à peu aveugle. En effet, un stress trop grand ou un effort physique trop intense provoque une hémorragie oculaire, qui se traduit visuellement par un éclair carmin qui brouille sa vision. À chaque nouvelle attaque, sa vue baisse de manière irrémédiable. (...) Comment vivre la «malvoyance» lorsqu'on a 36 ans, comment le parcours de vie est-il modifié ? Quel est le regard du monde extérieur ?» (Rémy Batteault).
(20.00 euros) *ISBN : 978-2-336-00776-2*

HANDICAP ET CITOYENNETÉ – Quand le handicap interroge le politique
Bruchon Yves
«Et si le handicap nous aidait à réinventer le lien social ?» La question du handicap est celle de la démocratie ; la question du handicap est, centralement, politique comme en témoigne le fonctionnement de la dialectique droits de l'homme – droits du citoyen dans la problématique du handicap. Sans faire une histoire du handicap et sans prétendre donner des indications pour une politique du handicap, cet ouvrage donne quelques outils pour comprendre.
(18.00 euros, 172 p.) *ISBN : 978-2-296-99831-5, ISBN EBOOK : 978-2-296-51533-8*

RECHERCHE (LA) SUR LES CELLULES SOUCHES
Quels enjeux pour l'Europe ?
Altavilla Annagrazia - Préface de Jean-François Mattei ; postface de Adriana Ceci
Les enjeux liés à l'utilisation des cellules souches sur un plan scientifique, éthique, juridique, économique et de société sont nombreux. Ce livre présente l'état le plus actuel des connaissances et des débats éthiques à ce sujet et nous livre l'étendue des évolutions scientifiques et des changements juridiques déterminés par les espoirs placés dans la médecine régénératrice.
(Coll. Ethique et pratique médicale, 57.00 euros, 682 p.)
ISBN : 978-2-336-29022-5, ISBN EBOOK : 978-2-296-51469-0

CLOU (LE) DE GIROFLE EN MÉDECINE BUCCO-DENTAIRE
Gros Gilles - Préface du Docteur Xavier Riaud
Partant du clou de girofle et de ses dérivés, Gilles Gros nous propose un parcours original au sein de l'histoire de l'art dentaire. Par ses réflexions philosophiques, il parvient avec brio à montrer comment les chirurgiens-dentistes se sont de plus en plus éloignés de la magie, de l'empirisme et de la contingence pour s'ancrer définitivement, au XXe siècle, dans l'univers de la rationalité.
(Coll. Médecine à travers les siècles, 13.00 euros, 116 p.)
ISBN : 978-2-343-00068-8, ISBN EBOOK : 978-2-296-51499-7

DENTS, DENTISTES ET ART DENTAIRE
Histoire, pratiques et représentations
Antiquité, Moyen Age, Ancien Régime
Sous la direction de Frank Collard et Evelyne Samama
Cet ouvrage reprend les actes du sixième colloque qui s'est tenu sur l'histoire de la médecine, des pratiques et des représentations médicales dans les sociétés anciennes. Les contributions présentées ici donnent un éclairage sur les représentations, mentales et iconographiques, de la bouche et des dents tout autant que les techniques, médicales ou non, mises en oeuvre, durant l'Antiquité, le Moyen-Age et sous l'Ancien Régime.
(37.50 euros, 370 p., Illustré en noir et blanc)
ISBN : 978-2-336-29012-6, ISBN EBOOK : 978-2-296-51371-6

RENFORCEMENT DES SYSTÈMES DE SANTÉ
Capitalisation des interventions de la Coopération belge au Burundi, en République Démocratique du Congo et au Rwanda
Dujardin Bruno, Fromont Anne, Gyselinck Karel, Meloni Remo, Lyeti Alain, Kalisa Ina
Cet ouvrage réunit les contributions de différents acteurs en santé de la sous-région des Grands Lacs africains, autour du thème du renforcement des systèmes de soins de santé. Six grands thèmes sont abordés : les soins de santé primaires ; la coopération bilatérale, les ONG et les appuis spécifiques ; la motivation du personnel ; l'accessibilité financière ; les acteurs et leurs interactions ; les réseaux de santé internationale en Belgique.
(Coll. Études africaines, 38.00 euros, 380 p.)
ISBN : 978-2-336-29025-6, ISBN EBOOK : 978-2-296-51465-2

ÉCRIRE L'HISTOIRE DE L'ÉPILEPSIE
Questions préliminaires
Polard André
Cette recherche a pour origine un travail sur la question du sujet dans l'épilepsie : une partie de cette recherche nous a conduits à la nécessité de séparer chronologie et histoire, tant la question de l'écriture d'une histoire de l'épilepsie nous semblait comporter des questions qui touchent à la nature même de l'épilepsie, dans la difficulté de sa définition.
(Coll. Historiques, série Travaux, 17.50 euros, 174 p.)
ISBN : 978-2-296-99760-8, ISBN EBOOK : 978-2-296-51417-1

MES DEUX SEINS
Journal d'une guérison
La réalisatrice apprend qu'elle a un cancer du sein. Cinéaste, elle entreprend alors de suivre au plus près ce mal qui la ronge, seule façon d'échapper au naufrage. D'où vient ce cancer et jusqu'où ira-t-il ? Que peut le cinéma en pareille circonstance ? A la première personne, le récit noue un dialogue entre médecine classique et médecines complémentaires. À la recherche d'une guérison autant intérieure que physique, il explore le sens de cette maladie qui touche une femme sur neuf...
(20.00 euros) *ISBN : 978-2-296-13527-7*

QUESTION DE SOIN
Resweber Jean-Paul
L'auteur de ce livre met en perspective la double visée qui caractérise tout geste de soin : celle qui fait appel à l'art, au sens antique du terme (*tekhnè*) et celle qui mobilise une bienveillance attentionnée envers autrui (*care*). On découvrira ici les éléments fondamentaux d'une éthique du soin. on se demandera si le geste de soin, enraciné dans le souci de soi et le souci pour l'autre, n'est pas constitutif du lien social.
(25.00 euros, 252 p.) ISBN : 978-2-336-00485-3, ISBN EBOOK : 978-2-296-51141-5

PRATIQUES SOIGNANTES ET DÉPÉNALISATION DE L'EUTHANASIE
Mallet Donatien - En collaboration avec les docteurs Godefroy Hirsh, Sophie Olivereau, Nolwenn Begat, François Chaumier et Valérie Duchêne
Dans le contexte social et politique actuel, des soignants ont souhaité réfléchir à leur pratique au cas où le législateur envisagerait une dépénalisation de l'euthanasie. Si l'interdit de l'homicide n'est plus un repère collectif, chaque citoyen, chaque soignant, chaque équipe devra constituer ses propres repères, afin de déterminer ce qui fait sens ou non-sens pour le patient, ses proches, mais aussi l'ensemble de la société.
(24.50 euros, 246 p.)
ISBN : 978-2-336-00614-7, ISBN EBOOK : 978-2-296-50856-9

QUOTIDIEN (LE) D'UNE VISITEUSE MÉDICALE
Ou la promotion du médicament en France
Wasselin Julie - Préface de Michel Dégrange
A l'heure des scandales liés à l'utilisation abusive de certaines molécules par les laboratoires pharmaceutiques essentiellement soucieux de transformer le malade en consommateur, Julie Wasselin révèle ce qu'elle a dû accepter pour gagner sa vie. Elle dépeint sa profession de visiteuse médicale, décriée et mal connue, avec un humour teinté d'une pointe de nostalgie, parce que tout n'a pas été noir...mais aussi, sans plus aucune illusion.
(21.00 euros, 212 p.) ISBN : 978-2-336-00319-1, ISBN EBOOK : 978-2-296-50995-5

PARCE QUE C'ÉTAIT TOI... PARCE QUE C'ÉTAIT NOUS
Le combat de mon enfant handicapé
Rémi Christelle
Quatre années pour avoir un troisième enfant... Quatre années encore pour essayer d'apprivoiser le handicap... Et seulement quelques heures pour que tout s'écroule. Voici l'histoire d'Elio, petit garçon handicapé moteur.
(17.00 euros, 182 p.) ISBN : 978-2-296-99510-9, ISBN EBOOK : 978-2-296-50841-5

L'HARMATTAN, ITALIA
Via Degli Artisti 15; 10124 Torino

L'HARMATTAN HONGRIE
Könyvesbolt ; Kossuth L. u. 14-16
1053 Budapest

ESPACE L'HARMATTAN KINSHASA
Faculté des Sciences sociales,
politiques et administratives
BP243, KIN XI
Université de Kinshasa

L'HARMATTAN CONGO
67, av. E. P. Lumumba
Bât. – Congo Pharmacie (Bib. Nat.)
BP2874 Brazzaville
harmattan.congo@yahoo.fr

L'HARMATTAN GUINÉE
Almamya Rue KA 028, en face du restaurant Le Cèdre
OKB agency BP 3470 Conakry
(00224) 60 20 85 08
harmattanguinee@yahoo.fr

L'HARMATTAN CAMEROUN
BP 11486
Face à la SNI, immeuble Don Bosco
Yaoundé
(00237) 99 76 61 66
harmattancam@yahoo.fr

L'HARMATTAN CÔTE D'IVOIRE
Résidence Karl / cité des arts
Abidjan-Cocody 03 BP 1588 Abidjan 03
(00225) 05 77 87 31
etien_nda@yahoo.fr

L'HARMATTAN MAURITANIE
Espace El Kettab du livre francophone
N° 472 avenue du Palais des Congrès
BP 316 Nouakchott
(00222) 63 25 980

L'HARMATTAN SÉNÉGAL
« Villa Rose », rue de Diourbel X G, Point E
BP 45034 Dakar FANN
(00221) 33 825 98 58 / 77 242 25 08
senharmattan@gmail.com

L'HARMATTAN TOGO
1771, Bd du 13 janvier
BP 414 Lomé
Tél : 00 228 2201792
gerry@taama.net

Achevé d'imprimer par Corlet Numérique - 14110 Condé-sur-Noireau
N° d'Imprimeur : 97203 - Dépôt légal : avril 2013 - *Imprimé en France*

www.ingramcontent.com/pod-product-compliance
Lightning Source LLC
LaVergne TN
LVHW051407061026
849535LV00009B/3413